AF346821

COMPOSITION
DU REMEDE
DE M. DARAN.

Nouvelle Edition, corrigée & augmentée.

Avec Figures.

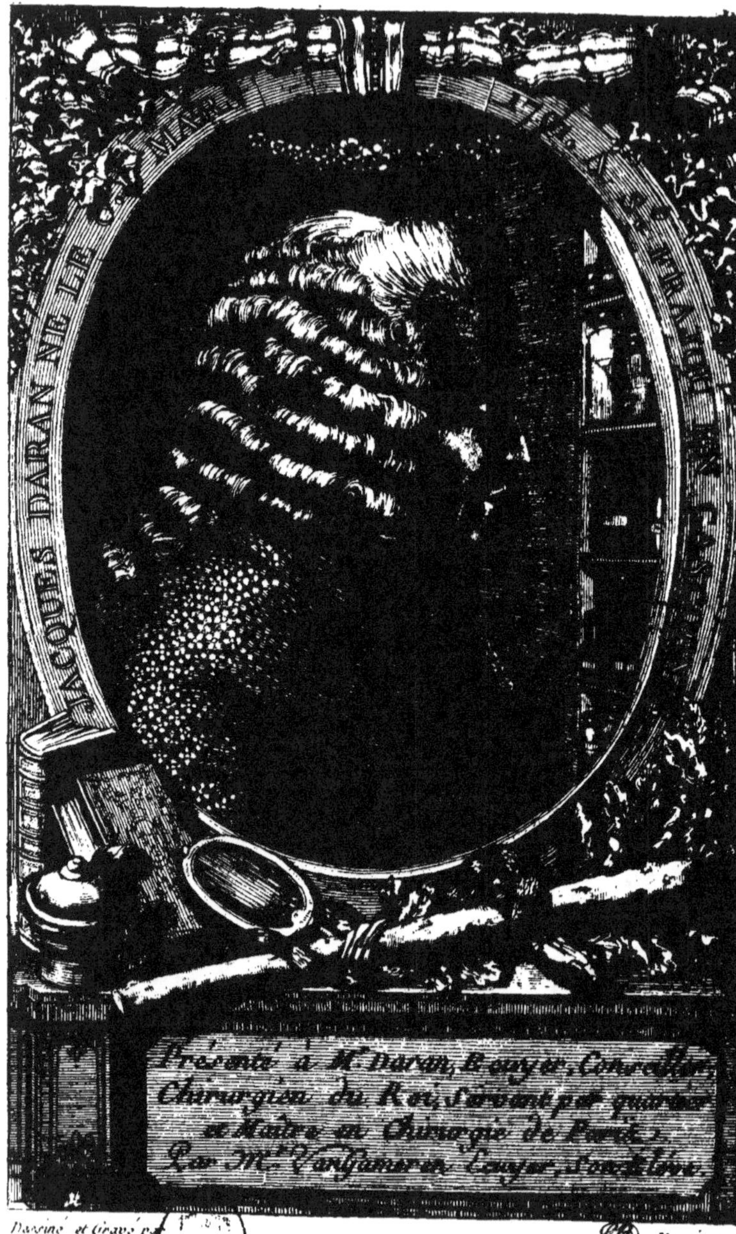
JACQUES DARAN NÉ LE
Présenté à M. Daran, Ecuyer, Conseiller,
Chirurgien du Roi, Servant par quartier,
et Maître en Chirurgie de Paris,
Par M. Vanfamien Ecuyer, Son élève.
Dessiné et Gravé par
J.B.D. Martinet.

COMPOSITION DU REMEDE DE M. DARAN,

Ecuyer, Conſeiller Chirurgien ordinaire du Roi ſervant par quartier, & Maître en Chirurgie de Paris:

REMÈDE qu'il pratique avec ſuccès depuis cinquante ans pour la guériſon des difficultés d'uriner, & des cauſes qui les produiſent;

PUBLIÉE PAR LUI-MÉME;

Précédée d'une PRÉFACE où l'on expoſe les raiſons qui ont fait différer juſqu'à préſent cette publication, & les motifs qui engagent aujourd'hui à la rendre publique; ſuivie d'un DISCOURS ſur la théorie des maladies de l'Urèthre, des preuves qui conſtatent l'efficacité du Remède qui les guérit, & des moyens de faire connoître le mal même aux perſonnes qui en ſont attaquées.

NOUVELLE ÉDITION,

Augmentée d'Obſervations très-importantes & très-utiles dans certaines circonſtances, contre les Rétentions d'urine cauſées par des embarras inſurmontables dans le canal de l'Urèthre.

Avec Figures.

Prix 48 ſous broché, & 3 liv. relié.

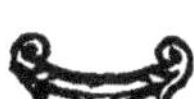

A PARIS,

Chez { DIDOT le jeune, Libraire, quai des Auguſtins.
MÉQUIGNON l'aîné, Libraire, rue des Cordeliers.

M. DCC. LXXX.

AVEC APPROBATION, ET PRIVILÈGE DU ROI.

ÉPITRE
DÉDICATOIRE
A MES MALADES.

C'EST à vous, MESSIEURS, que je dédie la publication de mon Remède, comme étant les plus intéressés à le connoître, & les seuls dans le cas d'en ressentir tous les avantages. Les personnes qui n'ont jamais été attaquées du mal que vous éprouvez n'en parlent qu'en badinant, & ne témoignent aucune sensibilité sur votre situation. Vos propres souffrances, en vous rendant sensibles à celles des autres, vous engageront à leur procurer les soulagemens & les secours que votre situation peut vous permettre. Ces sortes de maux attaquent indiftinctement trois fortes d'états ; les Riches, les Pauvres, & les Perfonnes d'une fortune moyenne. Être pauvre & malade, fur-tout de la maladie dont il s'agit, c'eft, felon le monde, le comble du malheur ; la Religion feule, s'il eft pris en efprit de pénitence, peut y apporter quelque adouciffement. C'eft à quoi, fans négliger leur état, je ne ceffe d'exhorter les Pauvres qui ont recours à ma méthode ; &, pour joindre les fecours aux confeils, je ne manque jamais de les préfenter aux Riches qui, éprouvant les mêmes maux, font plus difpofés à pourvoir à leurs befoins, & peuvent engager Dieu, par cette bonne œuvre, à bénir les remèdes dont ils ont befoin eux-mêmes pour leur guérifon. Ce font, MESSIEURS, les vœux que je ne ceffe de former, & le feul but que je me propofe, en vous offrant la compofition de mon Remède.

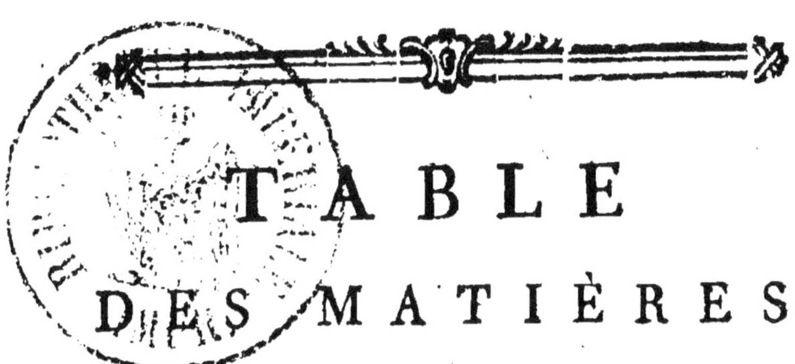

TABLE DES MATIÈRES

Contenues dans ce Volume.

a iij

Fin de la Table des Matieres.

PRÉFACE.

CONVAINCU, par une longue & conftante expérience, de l'efficacité de la découverte pour le genre de maladies que le Sieur Daran traite depuis cinquante ans ; fachant de quel avantage elle a été jufqu'ici, & doit encore être dans la fuite à l'humanité ; voulant enfin en étendre & perpétuer l'utilité & l'ufage, autant qu'il eft en fon pouvoir, il s'eft déterminé à en donner gratuitement la connoiffance au Public, pour ne pas enfouir éternellement après lui une méthode que la Providence ne lui a confiée que pour le foulagement & la guérifon de ceux à qui elle peut être falutaire.

Il y a long-temps qu'il auroit pris ce parti, si sa fortune absorbée par l'entreprise du Canal de Provence ne l'avoit empêché de divulguer un remède qui devenoit son unique ressource à un âge où, selon le cours ordinaire de la nature, il pouvoit encore espérer plusieurs années de vie ; il touche aujourd'hui à la fin de sa carrière, & auroit à se reprocher qu'un secret, dont il connoît tous les avantages, fût perdu pour la Postérité.

Il avoit promis au sieur d'Escastan, son neveu, (qui depuis trente ans administroit sous ses yeux ce même remède, & à qui il devoit un dédommagement de ce que lui auroit produit ce long travail, en lui assurant un avan-

tage équivalent) de lui en laiffer le fecret, pour qu'il le fît va-
loir après la mort de fon oncle ;
mais, comme le fieur Daran
vient d'avoir le malheur de le
perdre, il n'a plus d'autre obligation à cet égard, que de répondre aux vues de la Providence, en rendant publique une
découverte qui a opéré entre fes
mains les guérifons les plus heureufes. Il ne peut, ni ne doit
avoir actuellement d'autre objet
que le bien public, n'exigeant
de récompenfe, que celle que le
Seigneur deftine à ceux qui, après
avoir tâché de fe rendre utiles
par les talens dont il lui a plu de
les gratifier, loin de les enfouir
par une coupable négligence,
ou par le motif encore plus cou-

pable d'un vil intérêt, cherchent au contraire à en perpétuer les avantages.

Il fait que les découvertes utiles , lorſqu'elles ont pour but principal la conſervation de la ſanté & de la vie , & qu'elles ont rempli cet objet de la manière la plus avantageuſe , ont de tous temps mérité des éloges à leurs Auteurs. Si, après des peines & des ſoins aſſidus, après un travail opiniâtre & pénible, il eſt enfin parvenu au même but, il en a trouvé la récompenſe dans les ſuccès les plus nombreux & les plus connus, comme il eſt aiſé de s'en convaincre par la lecture des différens écrits qu'il a publiés ſur cette matière, & principalement par ceux qui ont paru en 1743 , 1748 , 1753 & 1758. Mais, comme ces ouvrages peuvent être inconnus à beaucoup de malades, & que d'autres n'ont peut-être jamais entendu parler de sa méthode, il a cru qu'il étoit à propos de placer ci après différens morceaux qui les mettront au fait de la matière. On y verra en quel état étoit, à l'égard des maladies de l'Urèthre , la Chirurgie en Europe, lorsqu'en 1743 , après la pefte de Meffine , donnant , comme il le devoit , la préférence à fa patrie, le fieur Daran eft venu en France pour mettre en pratique une découverte qu'il favoit lui être fi néceffaire.

Les malades les plus défefpérés, éclairés par les preuves réi-

térées de l'efficacité de son remède, & par les assurances authentiques qu'en donnoient suc-
cessivement les Maîtres de l'Art,
trouvèrent dans son usage la santé
qu'ils avoient en vain cherchée
ailleurs. La multiplicité des cures
opérées sous les yeux les plus
clairvoyans, augmentoit tous
les jours le nombre de ces témoignages.

Chaque malade, enchanté de
sa guérison, devenoit l'écho des
éloges que toute l'Europe prodi-
guoit à l'Auteur de la découverte;
les gens de l'Art étoient appelés,
&, après avoir constaté l'état de
la maladie, ne pouvoient se re-
refuser à l'évidence : aussi lui ont-
ils, pour la plupart, rendu justice, en inférant, dans ses pro-

pres Ouvrages , des certificats qui lui étoient d'autant plus glorieux , qu'ils ne les donnoient qu'après s'être assurés par eux-mêmes de la parfaite guérison des personnes qu'ils avoient vues avant que de commencer le traitement. C'est cette certitude qui, ayant pénétré par-tout , a attiré au sieur Daran des malades de toutes les parties de l'Europe ; il est venu jusqu'à des Princes souverains , qui , s'étant rendus à Paris incognito , ne se font fait connoître que long-temps après leur entière guérison.

Des succès si éclatans excitèrent bientôt une sorte de rivalité, qui ne fit que donner plus de célébrité à sa découverte. Des Chirurgiens prétendirent connoître

les maladies de l'Urèthre, & pof-
féder des remèdes efficaces pour
les guérir ; d'autres ne fe firent
point de fcrupule d'avancer har-
diment, & ne perfuadèrent que
trop malheureufement, qu'ils par-
ticipoient à fon fecret. C'eft principalement contre les Auteurs
de ces infinuations qu'il a élevé
fa voix, en proteftant hautement
que fa méthode n'étoit & n'eft
encore connue que de lui feul ;
qu'il n'en a confié le fecret à perfonne jufqu'à préfent, comme il
fera plus aifé que jamais de s'en
convaincre par la publicité même
du remède.

Il ne craint point de dire qu'a-
vant lui la cure des maladies de
l'Urèthre, couverte d'un voile
impénétrable, avoit toujours été

l'écueil de la Chirurgie, & que les malades n'en recevoient tout au plus que de légers palliatifs. Tandis que les maîtres de l'Art les plus célèbres & les plus respectables de l'Europe, conduits par la franchise & l'amour du vrai, applaudissoient à ses succès, il en étoit d'autres qui, par des motifs opposés, ne rougissoient pas de nier jusqu'à l'existence des maladies réelles & compliquées qu'il guérissoit radicalement.

Les premiers assuroient avec d'autant plus de raison la certitude de la nouvelle méthode, qu'ils adressoient de tous côtés au sieur Daran un nombre infini de malades désespérés, qu'ils avoient abandonnés, & dont ils voyoient quelque temps après la guérifon non fufpecte. D'autres enfin, étonnés de ce que la renommée publioit en faveur du nouveau remède , & fachant d'ailleurs combien la maladie qu'il guériffoit, & qu'ils regardoient comme incurable, étoit commune par-tout, fe font rendus à Paris, non-feulement pour s'affurer par eux-mêmes de la vérité de ces guérifons, mais encore pour le voir opérer fous leurs yeux, & lui demander le moyen d'emporter avec eux le remède, pour guérir ceux que l'éloignement empêchoit de venir fe faire traiter dans la Capitale. Charmé de pouvoir multiplier les guérifons, il leur fournit ce qui leur étoit néceffaire, avec toutes les inſtructions convenables pour employer ſes remèdes avec ſuccès (*).

Le Sieur Daran pourroit ajouter à ces témoignages authentiques les Lettres de nobleſſe dont la bonté du Roi l'a décoré en

---

(*) Ces Maîtres en Chirurgie ſont : MM. Boyer à Lyon, Serres à Montpellier, Gauiran à Marſeille, Guyot à Genève, Figarolle à Bordeaux, Capzer à Hambourg, Rogaski à Vienne en Autriche, Cornicius à Heſſe-Caſſel, Majou à Berlin, Nicole à Porto en Portugal, Donadieu à Madrid, Toukins & Osborne, Chirurgiens à Londres ; Couper, Médecin à Londres, & auſſi en Hollande ; Plunkett, Médecin à Dublin, & Blecke, Chirurgien à Dublin ; Loiſeau à Liège, Santorin à Bruxelles, Quintart à Warſovie, Exdrion à Naples, *idem* à Rome, Bellecouche à Léogane & au Port au Prince, île St. Domingue ; Beze à la Martinique, Caſanove à l'Iſle Bourbon & au Chily, Gourdel à Goa, aux îles Portugaiſes ; Foubert à Pondicheri.

1755, & d'autres preuves éclatantes qui confirment encore la réputation d'une découverte dont il va rendre le secret public.

C'étoit, comme on l'a dit, le projet qu'il avoit formé d'abord, si des pertes considérables n'y eussent apporté un obstacle invincible. Quels avantages ne doit-on pas se promettre d'un remède unique, dont il découvrira & expliquera si clairement la méthode, qu'on pourra le pratiquer aisément dans le sein même de sa famille, sans entreprendre de longs voyages, nécessairement dispendieux, sans perdre de vue le soin de ses affaires & de sa fortune, comme ont dû le faire grand nombre de personnes jusqu'à présent?

Plusieurs particuliers ont vendu en différens temps à la France, à l'Angleterre & à d'autres Cours, pour des sommes considérables, des secrets dont l'heureuse découverte avoit rendu les Auteurs précieux à l'humanité. Ces remèdes cependant attaquent rarement des maladies aussi communes que celles que traite l'Inventeur de cette méthode., & leurs effets n'étoient pas toujours infaillibles ; le sien au contraire, lorsqu'on a pu l'appliquer à temps & avec prudence, n'a jamais manqué son effet ; & son application est d'autant plus étendue, que le mal qu'il détruit est de tous les états, de toutes les conditions & de tous les pays. La nature le produit quelquefois par des infirmités ordinaires; mais il prend prefque toujours fa fource dans une de ces foibleffes de l'humanité fi naturelle aux deux fexes.

La marque la plus convaincante de la fupériorité de fa méthode, eft la guérifon parfaite d'une infinité de malades qui y ont eu recours, après avoir inutilement tenté tous les autres moyens de foulagement.

Sans accumuler les preuves très-notoires de ce qu'il avance, il ne citera que le témoignage des Anglois qu'il a guéris à Londres, dans les différens voyages qu'il a faits dans cette Capitale. Le plus grand nombre avoit ufé fans fuccès de toutes les bougies appliquées ou confeillées par les premiers Chirurgiens de l'Angleterre, comme ils en conviendront eux-mêmes, s'il le faut, fans autre motif que l'amour de la vérité, ou celui du bien qui pourra en réfulter pour le Public. Il y a d'ailleurs peu de malades auxquels, pendant l'ufage des bougies, il ne faille adminiftrer des remèdes internes, qui doivent concourir avec le topique, & former le fpécifique dont on donnera le fecret.

L'Auteur fent combien cette publication préfentera de difficultés, pour en rendre la pratique intelligible, tant à quelques gens de l'Art qu'aux malades. La méthode qu'il a fuivie & perfectionnée, le met à portée de donner des confeils, & de fournir les moyens pour empêcher que la maladie ne fe porte à un excès auffi dangereux que compliqué; fon deffein n'eft donc pas, en donnant fon remède au Public, de s'écarter de ce zèle, & , s'il ofe le dire, de cette affection dont il a toujours été animé pour fes malades. Ceux qui voudront avoir recours à lui, éprouveront les mêmes foins, autant que fa fa fanté & fon grand âge pourront le permettre ; perfuadé que rien ne difpenfe devant Dieu un homme dont le talent peut être utile à fes femblables, de remplir, autant qu'il eft en lui, les obligations de fon état.

D'après cette façon de penfer, on peut être affuré qu'il ne négligera rien pour fe concilier de plus en plus cette eftime, cette

confiance

confiance publique à laquelle le
fuccès de fa découverte lui permet de prétendre : il n'a d'ailleurs qu'à fe louer de la manière
dont ce même Public a récom-
penfé les fervices qu'il a tâché
de lui rendre dans l'exercice de
fa profeffion ; & fi toute la fortune qu'elle lui avoit procurée,
a été abforbée jufqu'à préfent
dans une entreprife fort utile à
une grande Province, il n'en attribue la caufe qu'à lui-même,
d'autant plus que d'autres auroient pu l'exécuter fans lui.

Après avoir fait connoître les
raifons qui l'ont empêché jufqu'à préfent de publier fa découverte, le fieur Daran doit
obferver qu'il n'a pas cru devoir
acquiefcer aux propofitions qui

lui ont été faites par plufieurs
Seigneurs de la Cour, de la
propofer à Louis XV, & par M.
le Duc d'Albe dans un voyage
qu'il fit à Paris en 1771, de l'offrir
au Roi d'Efpagne, auquel il fe
croyoit sûr de la faire accepter.

Il a toujours eu en vue de donner fon fecret, & non de le vendre; perfuadé que dans ce dernier
cas, ceux qui, par leur faute ou
par celle des malades, auroient
employé fa méthode infructueu-
fement, n'auroient pas manqué
de dire, pour fe difculper, qu'il
n'avoit **pas donné** la vraie compofition du remède, ne voulant
pas qu'il opérât utilement dans
d'autres mains que dans les fien-
nes. Sa crainte étoit d'autant
mieux fondée, qu'il eft en effet

très-aisé de manquer à guérir, si l'on n'observe pas exactement tout ce que sa longue expérience lui a fait pratiquer depuis tant d'années.

Pareille accusation ne pourra plus avoir lieu, quand on verra qu'il publie son secret sans autre intérêt que le bien de l'humanité. L'ayant reçu gratuitement de l'Auteur de tous les talens, il doit le donner de même, sans autre récompense que le plaisir d'être utile à ceux qui auront le malheur d'en avoir besoin

Dans ces vues, qui sont de sa part très-sincères, on doit être bien persuadé que dans la publication de sa méthode il s'expliquera le plus clairement qu'il lui sera possible, rapportant, dans la plus exacte vérité & sans aucun déguisement, la manière dont il traite journellement les personnes qui se confient à ses soins; ensorte que si l'on ne guérit pas, ce ne peut être que la faute du malade, ou de celui qui le traite, & non celle du remède.

Il y a des gens si prévenus en leur faveur, sur-tout parmi les jeunes Chirurgiens, qu'ils se croiroient humiliés de suivre aveuglément les Maîtres de l'Art, sans rien ajouter de leur invention. Il vient tous les jours au sieur Daran des malades qui, avant que de le connoître, avoient consulté des Praticiens de réputation, lesquels, pour tout remède, ont ordonné de se servir de la sonde d'argent, & de la garder plus ou moins de temps. D'autres ont conseillé d'introduire des cordes de violon, comme si des moyens de cette nature pouvoient détruire les excroissances de chair ou déterger les ulcères. Voilà comme on est malheureusement la dupe de ceux qui veulent guérir des maux qu'ils disent connoître, au lieu de les adresser à ceux qui les guérissent. D'autres ont d'anciens préjugés dont ils ne veulent pas se départir, ou ne travaillent que par routine.

A l'égard des malades, on peut aussi en distinguer de deux sortes ; les uns font si délicats & si sensibles, qu'ils n'osent ni poser le remède eux-mêmes, ni souffrir qu'on le porte aussi avant qu'il le faut pour qu'il opère plus efficacement. Les autres font fi empreffés de guérir, que, ne cherchant qu'à brufquer la cure, ils caufent des accidens qui, au lieu d'avancer, retardent la guérifon. La nature de la maladie & le tempérament du malade occafionnent d'ailleurs des difficultés, qu'on ne peut attribuer ni au Médecin ni au malade.

Quand on verra la formule des remèdes que le fieur Daran emploie depuis fi long-temps, il s'attend bien que les perfonnes peu inftruites, ou prévenues des difficultés qui accompagnent toujours une nouvelle pratique, ne manqueront pas de s'écrier avec l'air du dédain : Eh quoi! ce n'eft que cela? Eh! non, leur répondra-t-il, ce n'eft que cela. Mais

il faut favoir auffi que la connoiffance des maladies & la conduite
des remèdes eft encore au moins
auffi néceffaire que la bonté même
de la méthode, puifque bien fouvent il a envoyé à de bons Maîtres en Chirurgie fes remèdes tout
préparés, avec l'inftruction néceffaire pour en faire ufage, fans
que pour cela ils aient pu opérer la guérifon. A peine ont-ils
pallié le mal, en faifant fouffrir
bien des douleurs aux malades.
Combien, parmi ces derniers, fe
font vus obligés de recourir à lui
pour fe faire guérir radicalement!

Quoique la plupart des maladies de ce genre fe prennent de
la même manière, & que la partie
qu'elles affectent foit d'une con-
formation générale, elles diffèrent

néanmoins par le siège qu'elles occupent, & tiennent au tempérament, au caractère, aux complications qui peuvent s'y trouver, comme vice scorbutique, dartreux, goutte, &c. Ce n'est qu'avec la prudence, l'attention & la connoissance de toutes ces maladies, que le vrai Médecin opérera la guérison de celles-ci.

On trouvera peut-être que le sieur Daran est entré dans des détails trop minutieux, lorsqu'il donne les formules du remède, aujourd'hui sur-tout qu'il l'a fait connoître depuis si long-temps par sa pratique. On auroit peut-être raison, s'il n'écrivoit que pour ceux qui peuvent avoir ces connoissances ; mais, comme il y a une infinité de personnes qui

non-feulement n'ont jamais entendu parler de fa méthode, mais
qui ne connoiffent pas même leur
mal, & encore moins le fpécifique propre à le guérir, il ne
pouvoit s'expliquer trop clairement en leur faveur, foit pour
leur découvrir les fymptômes de
la maladie, foit pour leur faire
connoître les accidens cruels
qu'elle peut leur attirer, s'ils la
négligent ; foit enfin pour leur
apprendre la manière de com-
pofer le remède, & celle de l'appliquer fructueufement pour parvenir au moment defiré de leur
guérifon. L'exemple fuivant fuf-
fira pour établir la néceffité de
faire connoître au malade la nature de fon mal.

En 1747, un Perfan fe préfente

chez le sieur Daran avec deux interprètes, & lui fait dire qu'il est parti d'Ispahan pour venir en Russie consulter les Médecins de Moscou : ceux-ci lui avouèrent ne rien connoître à sa maladie, & lui conseillèrent d'aller à Leyde consulter le fameux Boerhaave, qui répondit de même, qu'ignorant la nature du mal, il ne pouvoit y apporter de remède ; mais qu'il avoit entendu dire qu'un Chirurgien de Paris guérissoit ces sortes de maux, & qu'il l'exhortoit à aller le consulter. Il y vint en effet ; & il apprit au sieur Daran que dans différens voyages qu'il avoit faits autrefois en Europe, il avoit eu commerce avec une femme, après lequel il lui étoit survenu beaucoup de douleurs en rendant ses urines; que, n'ayant consulté personne, il avoit souffert son mal long-temps avec patience; que, ses douleurs étant diminuées, il urinoit avec plus de difficulté & beaucoup d'efforts. Le sieur Daran examina le malade, & lui trouva le canal de l'urèthre si plein d'excroissances de chair, & même de petites verrues, que la plus petite bougie ne put entrer qu'environ d'un pouce. Peu de jours après, en continuant d'introduire des bougies, il s'établit une abondante suppuration. Au bout de douze jours les bougies entrèrent de toute leur longueur, & la suppuration continua près de deux mois; dans le même temps le malade fut purgé plusieurs fois; & dans les intervalles, on lui fit

uſer des anti-vénériens qui opéré-
rent l'entière guériſon : le canal
de l'urèthre ſe trouva libre , &
la ſuppuration totalement tarie.
Quoiqu'il eût les yeux en apparence en très-bon état , il dit que
depuis pluſieurs années il ne
voyoit que d'un œil, mais qu'actuellement ſa vue lui étoit reve-
nue parfaitement, ſans qu'on lui
eût fait pour cela aucun remède;
ce qui prouve que le reflux d'une
partie de l'humeur s'étoit porté à
l'œil, & que la ſuppuration l'avoit
détruite. Cet étranger reſta encore un mois à Paris après ſa guériſon , & partit pour retourner
en ſa patrie , prenant ſon chemin
par Marſeille, Malthe, Conſtan-
tinople , &c.

COMPOSITION

Des Remèdes employés par M. DARAN dans les maladies de l'Urèthre.

LES BOUGIES.

On en diftingue de trois fortes : les groffes, les moyennes, & les petites.

Préparation des premières Bougies.

Il faut prendre des feuilles de ciguë, de nicotiane, de lotier odorant ou trèfle mufqué, des fleurs & feuilles de millepertuis, une grande poignée de chacune, coupées menu & hachées. Les mettre dans un chaudron avec dix livres d'huile de noix. Ajoutez une livre de fiente de brebis sèche ; pofez le chaudron fur un feu modéré, & faites bien cuire ces plantes jufqu'à ce qu'elles foient comme riffolées ; paffez enfuite le tout à travers un linge avec une forte expreffion. Remettez l'huile dans le chaudron bien nettoyé fur le feu ; mêlez-y trois livres de faindoux, & trois livres de fuif de mouton ; & lorfque tout eft bien fondu & bien chaud, ajoutez-y peu à peu huit livres de litarge en poudre bien fine, en remuant toujours avec une palette de bois, pour que la litarge ne s'attache pas au fond du chaudron : laiffez bouillir le tout à petit feu pendant une heure ; après quoi vous y ajouterez encore deux livres de cire jaune, & vous continuerez à faire bouillir, jufqu'à ce que la matière foit d'une bonne confiftance * : alors vous y tremperez de la toile fine à demi ufée, de huit pouces de large fur trente-fix de long ; & vous en couperez de petites bandes en lan-

---

* Il eft très-effentiel qu'elle ne foit ni trop sèche, ni trop molle ; trop sèche, la bougie fe cafferoit & blefferoit le malade ; trop molle, elle fe replieroit fur elle-même, & entreroit difficilement.

guettes, longues de fept pouces, mais
plus ou moins larges, fuivant la groffeur des bougies que vous voulez
faire. Une ligne de largeur donnera
les bougies les plus fines, & ainfi de
ligne en ligne jufqu'à quatre, qui font
les plus groffes, ayant toujours égard
à l'épaiffeur de la toile.

Vous raclerez les petites bandes
avec le dos d'un couteau, pour les
rendre bien unies & bien liffes; vous
les plierez fous vos doigts comme un
ourlet; & vous les roulerez fur une
table bien unie, avec une tablette de
bois dur, d'un demi-pied de long,
large de quatre pouces, & d'un demi-
pouce d'épaiffeur, jufqu'à ce qu'elles
foient bien unies, de forte qu'en les
paffant entre les doigts on ne fente
aucune inégalité. Elles doivent être
plus minces d'un bout que de l'autre,
allant toujours en diminuant; & il faut
que le petit bout foit arrondi, de façon qu'en l'appliquant fur la joue il

ne pique point : alors les Bougies font faites, & on les garde étendues & féparées fur une planche, jufqu'à ce qu'elles foient affez sèches pour ne pas fe coller l'une contre l'autre.

Préparation des fecondes ou moyennes Bougies.

Prenez une partie de la compofition dont il a été parlé ci-deffus, & deux parties de cire jaune ; faites les fondre enfemble, en remuant toujours. Quand le tout eft bouillant, trempez-y votre toile comme aux premières Bougies ; & coupez-la en petites bandes, pour en former des Bougies moyennes.

Preparation des troifièmes ou petites Bougies.

Il faut prendre une partie de la première compofition, & quatre parties de cire jaune ; & pour tout le refte, faire de même qu'aux premières & fecondes Bougies.

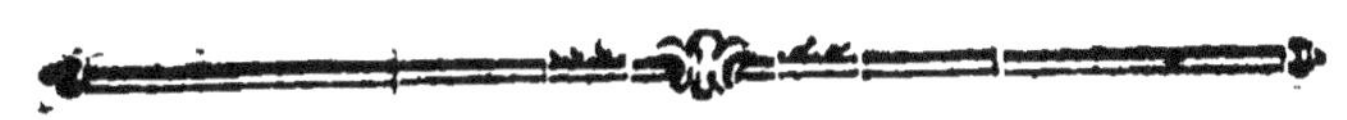

ONGUENT

ANTI-GONORRHOIQUE

Pour oindre les Bougies de la première espèce, quand on veut en faire usage.

CET Onguent est composé de quatre onces de baume de Copahu, & de deux onces d'emplâtre de diapalme fondu au feu dans le baume. Ensuite il faut y ajouter une once de fiente de brebis bien fine, passée par un tamis, que vous mêlerez bien avec une spatule, jusqu'à ce que la matière soit refroidie.

Les autres Bougies se frotteront avec de l'huile seulement, pour faciliter leur introduction, sans quoi elles n'entreroient que difficilement & avec douleur.

Préparation des pilules anti-vénériennes qu'on fait prendre aux Malades, quand les Bougies entrent aisément & que les obstacles sont levés.

Prenez du Mercure doux,
     de la poudre de Jalap,
     de la Scammonée,
     de la Gomme de Gayac,

de chacune de ces drogues une once; faites-en une masse avec ce qu'il faut de sirop de rose solutif, & formez-en des pilules de cinq grains chacune, que les Malades prendront tous les jours à la dose de deux à trois pilules, le soir en se couchant, ou le matin en se levant : si le Malade doit être purgé, il en prendra cinq à six, suivant les indications & les tempéramens.

A l'égard des tisanes, elles doivent être adoucissantes & émollientes, légérement apéritives, préparées avec

des fleurs de guimauve, de bouillon-
blanc, de pas-d'âne, d'hypericon &
de feuilles de mauve, de pariétaire &
autres, toujours avec quelques grains
de nitre purifié; le tout, ſuivant les
circonſtances où ſe trouve le Malade.

A la fin du traitement, on prend
des eaux minérales ferrugineuſes pendant huit à dix jours, à la doſe de
deux, trois, quatre livres dans une
heure & demie, ſelon la qualité des
eaux : c'eſt l'uſage qui conduit dans
ce cas-là le Médecin & le Malade.

N. B. En attendant que les Malades aient acquis l'uſage de faire les
Bougies, ſuivant la manière indiquée
ci-deſſus, ils en trouveront de toutes
préparées chez M. Daran, qui en fait
faire toujours pour ſa pratique.

OBSERVATIONS.

Quand un Malade se présente, on doit examiner son état, & voir s'il ne peut uriner que très-difficilement, goutte à goutte & avec douleur, & ordonner une saignée, si on la croit nécessaire.

Ensuite on introduit une Bougie des plus minces, sans rien forcer, jusqu'où elle peut aller; on l'attache avec un fil double de coton autour du gland, de manière qu'elle ne puisse avancer ni reculer; on la laisse plus ou moins de temps, selon le plus ou moins de douleur que cause sa présence. Il y a des cas où le Malade pisse mieux avec la bougie que sans elle, ce qui est fort heureux; il faut alors la laisser tant qu'elle peut durer par sa solidité, & l'ôter ensuite pour laisser quelque temps reposer le canal. S'il y a de la chaleur, on prend un gobelet d'eau avec un fixième de vinaigre, pour y plonger la tête de la verge, & la laiffer tremper quelque temps; ce qui rafraîchit la partie, & foulage le Malade: c'eft même ce que l'on peut faire, lorfqu'il a la bougie dans l'urèthre. Il faut fur-tout lui recommander de fe bien laver, deux fois le jour, la tête de la verge en relevant le prépuce, parce que la propreté dans cette partie, eft d'une grande conféquence dans ces fortes de maladies On lui fait boire plus ou moins fouvent de la tifane, à proportion de l'âcreté des urines; ce qui fe manifefte par la douleur qu'il reffent à les rendre,

Les bougies attirent ordinairement une fuppuration qui dure plus ou moins de temps, fuivant le cas & les fujets, & ceffe par l'ufage des mêmes bougies, à mefure que les plaies viennent à fe cicatrifer & fe confolider.

S'il arrivoit que l'urine s'arrêtât

pendant le traitement, & ne pût sortir, soit par le gonflement de la partie malade ou autrement, il ne faut pas s'en inquiéter : on prend une bougie des plus minces, on la passe à différentes reprises, s'il le faut ; & peu après la bougie se fait jour, & l'urine vient.

Après un mois de l'usage des bougies, à deux par jour, à compter de celui où elles sont entrées dans toute leur longueur, on n'en mettra plus qu'une, qu'on gardera sept à huit heures dans les vingt-quatre, & l'on continuera de même pendant un mois ; après quoi on n'en mettra que de deux jours l'un ; & quand le linge ne sera plus taché pendant l'intervalle où l'on ne conserve point la bougie, on ne fera que la passer pendant quelque temps, une fois tous les matins avant que d'uriner ; c'est-à-dire, qu'il suffit de la faire entrer & sortir sans la laisser séjourner.

· Il y a des Malades qui ordinairement piſſent librement & ſans douleur ; mais qui, dès qu'ils ſe fatiguent & s'échauffent, de quelque manière que ce ſoit, urinent difficilement & avec douleur. Si l'on prend le parti de les ſonder, la ſonde ou la bougie entre aiſément ; mais en la leur laiſſant quatre ou cinq heures, ce qui fait découvrir le mal qui eſt dans l'urèthre, il ſort une matière qui caractèriſe la maladie.

Le mal ſe déclare & ſe découvre par une ſuppuration que les bougies procurent en fondant des chairs molles & baveuſes ; de manière que cette ſuppuration cauſe une petite phlogoſe qui durcit ces chairs au point, qu'après le deuxième ou troiſième jour elles embarraſſent ſi fort le canal, que non-ſeulement la première bougie introduite facilement ne peut plus entrer, mais que l'urine ne ſort que très-difficilement, avec douleur & du ſang, ce qui épouvante fort le Malade ; &

fi le Chirurgien ou le Médecin qui le traite & le conduit n'eſt pas au fait de cette maladie, il ne manque pas de dire au Malade qu'il faut abandonner ce remède, puiſqu'au lieu de le faire mieux uriner, il opère abſolument le contraire ; que l'inflammation ſe mettroit à la partie ; qu'il faut ſaigner le Malade, le baigner, calmer ces accidens, & abandonner le traitement. Le vrai remède eſt au contraire de mettre une bougie des plus minces, de la laiſſer où elle peut entrer, de piſſer même ſans l'ôter, ſi on le peut, ſinon, de l'ôter & d'en remettre une tout de ſuite ; &, en continuant ainſi, non-ſeulement il n'y aura point d'accident ; mais dans peu de jours de cette pratique, les chairs étant diminuées par la ſuppuration, l'urine ſortira plus aiſément. On augmentera le volume des bougies, à proportion de la plus grande liberté que la fonte des chairs aura procurée au canal;

&

& en continuant ainſi, le Malade gué-
rira ſûrement ; ce qui n'arrivera pas,
ſi la peur du remède le lui fait abandonner. Ce ſont des excroiſſances de
chairs molles & ſpongieuſes, qui ſe
gonflent & s'irritent au moindre excès
que fait le Malade. Les bougies fondent & détergent ces chairs ; & les
Malades guériſſent en employant le
remède, juſqu'à ce qu'il ne vienne plus
aucune ſorte de ſuppuration ni de taches au linge.

Il y a des gens à qui la ſuppuration,
dans le commencement, cauſe une petite fièvre ; mais elle ne doit pas empêcher la continuation du remède : elle
paſſe communément en vingt-quatre
heures ; & cela n'arrive même qu'à
peu de perſonnes. Il y en a d'autres
dont le genre nerveux eſt ſi délicat,
& le caractère ſi craintif, que la ſeule
approche de la bougie les fait tomber
en foibleſſe, à plus forte raiſon ſi on
s'obſtine à vouloir la forcer plus qu'il

ne faut : un verre d'eau les fera revenir fur le champ.

Il arrive pour l'ordinaire, que dans
ces traitemens, les accidens que l'on
a éprouvés dans les différentes maladies qu'on a eues, reviennent ; mais
à la fin la guérifon s'enfuit radicalement, & l'on n'y eft plus fujet. Quand
on refte un certain temps fans remettre une bougie, après avoir ôté la première, les chairs du bord de l'ulcère
s'approchent & fe collent, de façon,
que l'urine ne peut plus paffer fans faire
un effort fur ces chairs ; ce qui fait fortir quelques gouttes de fang, qui ef-
fraient fort certains malades. Si on
vouloit les en croire, il faudroit fur
le champ fufpendre les panfemens : il
faut au contraire s'en donner de garde ;
ce feroit perdre du temps, fans remédier à rien, puifque la même chofe
arriveroit de nouveau quand on recom-
menceroit.

On ne manquera jamais de confeiller aux malades , en commençant le traitement, de foutenir les bourfes avec un fufpenfoir qui rapproche du ventre , le plus qu'il eft poffible , toutes les parties , de peur que le poids de ces mêmes parties n'attire les humeurs, & ne caufe un gonflement, quelque-fois avec inflammation , fur-tout à ceux qui , pendant le traitement des gonor-rhées précédentes , ont eu des dépôts, appelés vulgairement *Chaudepiffes tom-bées dans les bourfes* : dans ce cas , il faudroit ceffer pour quelques jours, l'ufage des bougies , & remédier à l'accident par des cataplafmes adou-ciffans & réfolutifs ; & particulière-ment par le repos. Il faut même, fi on le peut, refter dans fon lit ; &, s'il y a inflammation, une ou deux faignées feront néceffaires , felon le tempérament plus ou moins fanguin du malade. Si pendant ce temps il ne peut uriner , il faut introduire une bougie fine, la faire entrer & fortir pour faire venir l'urine.

Un Chirurgien qui n'a pas traité beaucoup de perfonnes attaquées de ces maladies, ou qui n'a vu aucun de ces accidens arriver à ceux qu'il a traités, pourra croire qu'il en eft de même à tous les autres, & prendra delà occafion de négliger ces avis ; il n'en fera pas ainfi d'un Praticien à qui le traitement eft plus familier : non-feulement il ne négligera aucun de ces confeils , mais il cherchera même à prévenir des accidens que la prudence du Chirurgien , & celle du malade peuvent éloigner.

DISCOURS

DISCOURS

PRÉLIMINAIRE,

OU

RÉFLEXIONS

SUR LES MALADIES

DE L'URETHRE.

OBJET

DE CES RÉFLEXIONS.

APRÈS avoir parlé, dans mon *Traité de la Gonorrhée virulente*, du siège de cette maladie, de ses signes diagnostics & pronostics, & de la manière de la guérir, je traiterai aujourd'hui de ses suites.

A

Quelque variété qu'on y remarque,
elles fe réduifent pourtant proprement
à deux ; un écoulement opiniâtre par
l'urèthre , & une difficulté d'uriner.
C'eft un ulcère qui eft le principe ordinaire de cet écoulement opiniâtre, qui
afflige fi fouvent les malades ; mais
quelquefois il n'en fuinte que très-peu
de matière , que le torrent des urines
entraîne & rend infenfible. C'eft ce que
je prouverai plus bas. Actuellement je
vais m'attacher à développer tout ce
qui a rapport à la difficulté d'uriner.
Mais je prie le Lecteur de ne point
perdre de vue , que je ne parle ici que
des maladies de l'urèthre , & non de
celles des reins & de la veffie.

Caufes de la difficulté d'uriner.

L'urine ne peut couler difficilement,
que parce que le diamètre du canal eft
rétréci. Il eft rétréci par tout ce qui
caufe à ces fibres une contraction contre nature, ou par ce qui remplit une
partie de fon diamètre , ou par ce qui
le comprime en dehors, comme le
gonflement de quelqu'une des parties
qui l'environnent. Les caufes fenfibles

de la difficulté d'uriner vénérienne, font donc, 1°. le raccourciſſement des fibres de l'urèthre ; 2°. les calloſités ou cicatrices dures & calleuſes que les ulcères gonorrhoïques mal traités ont laiſſées dans le canal ; 3°. les caroncules ou carnoſités que ces ulcères, devenus fongueux, y ont fait pulluler ; 4°. les ulcères calleux, opiniâtres & malins, qui occupent les conduits excrétoires des lacunes de l'urèthre, des proſtates, des véſicules féminales, & de toutes les glandes qui verſent dans l'urèthre une liqueur propre à le lubréfier ; 5°. le gonflement conſidérable du vérumontanum, partie qui devient même quelquefois ſquirrheuſe ; 6°. l'endurciſſement, le ſquirrhe ou la calloſité des proſtates, ou des véſicules féminales ; 7°. les mêmes parties devenues fongueuſes, ſpongieuſes, & qui ont acquis une diſpoſition prochaine à ſe gonfler à la moindre occaſion ; 8°. enfin, la formation de quelque concrétion particulière qui diminue le diamètre du canal. Nous allons parler en particulier de chacune de ces cauſes conjointes.

A ij

Le raccourcissement des fibres de l'urèthre.

PREMIÈRE CAUSE.

I. Je ne connois que les remèdes astringens, âcres & piquans, qui soient capables de causer le raccourcissement des fibres de l'urèthre. Leurs particules âcres, irritant ces fibres, en causent la crispation, qui est inséparable de leur raccourcissement. Ces particules font sur les fibres le même effet que la sanie produite par l'altération que le virus vénérien a causée dans les liqueurs qui s'écoulent dans l'urèthre, lesquelles, irritant & crispant les fibres de ce canal, le raccourcissent, de manière qu'il devient incapable de l'extension dont il est naturellement susceptible, toutes les fois que quelque cause oblige le sang de s'épancher en quantité dans les corps caverneux du pénis, ce qui produit une chaudepisse *cordée;* nom qui lui est donné, parce que, dans l'érection, le raccourcissement de l'urèthre fait l'effet d'une corde, qui empêcheroit le gland de s'élever.

Cet accident, auquel l'état inflamma-
toire du canal a beaucoup de part, est
d'autant plus fâcheux, que l'érection
est plus fréquente dans les gonorrhées
les plus malignes, & c'est un de ceux
qui fatiguent & tourmentent le plus les
malades. S'il est donc vrai que les aftringens, dans la gonorrhée, opèrent
sur l'urèthre comme le virus qui l'a
produite, il ne faudroit pas d'autres
raisons pour en proscrire l'usage ; mais
ce n'est pas la seule. Il y a long-temps
que les plus habiles Praticiens se sont
élevés contre les astringens, dans quelque cas qu'on veuille les employer ;
c'est sur-tout dans la gonorrhée qu'ils
en condamnent l'application, & c'est
avec beaucoup de raison. Quoique cette
discussion soit en quelque sorte étrangère à mon sujet, puisque les astringens ne font communément que des
causes éloignées de la difficulté d'uriner vénérienne, il est trop intéressant
pour le Public de le désabuser de leur
efficacité prétendue, pour négliger
cette occasion de le faire.

Effet nuisible des astringens.

Ceux qui prendront la peine de lire

mes obſervations, verront que l'uſage de ces remèdes eſt très-infidèle. Beaucoup de mes malades les ont employés en vain; quelques autres, après avoir eu le malheur de les voir réuſſir en apparence, ont été aſſez heureux pour que la nature ſurmontât la violence que ces remèdes lui faiſoient, & l'écoulement a recommencé ; d'autres enfin , peut-être parce que les injections étoient en même temps cathérétiques & aſtringentes , ne l'ont point vu paroître , mais ont payé, par des maux bien plus grands, le léger avantage de la ſuppreſſion d'un écoulement beaucoup plus incommode que douloureux. Ces injections produiſent ſouvent un ſi grand reſſerrement du canal de l'utèthre, que la ſortie de l'urine en eſt interceptée ; & c'eſt ce qui m'a fait mettre cette eſpèce de reſſerrement au nombre des cauſes conjointes de la difficulté d'uriner vénérienne.

Il eſt aiſé de concevoir que tous les émolliens ſont propres à remédier à ce rétréciſſement, & qu'ils le font d'autant mieux, qu'ils ont cette vertu dans un degré plus éminent. Mais que faut-il de plus pour ne point balancer à ban-

nir entièrement l'ufage des aftringens, que leur infidélité démontrée, foit parce qu'ils n'opèrent pas, ou que leur opération n'eft pas durable, foit parce qu'en fuppofant que leur opération foit durable, on eft obligé d'en détruire l'effet, à moins qu'on ne veuille s'expofer aux accidens les plus fâcheux ? Or, que telles foient communément les fuites de leur ufage, c'eft ce dont il n'eft pas poffible de douter. Je puis en appeler à l'expérience de tous les Praticiens de bonne foi. Mais comme ils ne peuvent parler à mes Lecteurs, faifons-leur entendre du moins ceux dont l'autorité ne doit leur laiffer aucun fcrupule. M. Aftruc, *Liv. III* de fon *Traité des Maladies vénériennes*, *chap.* 10, parlant des fautes que l'on commet fouvent dans le traitement de la gonorrhée, met de ce nombre « l'u-
» fage imprudent des injections aftrin-
» gentes dans l'urèthre aux hommes,
» & dans le vagin aux femmes, avec
» la pierre médicamenteufe de Crol-
» lius, le colcothar, la poudre de
» Verny, & avec d'autres femblables
» poudres ftyptiques vitrioliques, alu-
» mineufes, &c. qui d'un côté, reffer-

» rant l'urèthre, attirent de fâcheuses
» ſtranguries, leſquelles ne ſuccèdent
» que trop ſouvent à la gonorrhée ;
» & qui , de l'autre, cauſent la vé-
» role toutes les fois qu'il reſte la moin-
» dre partie de virus dans la ſemence
» ou dans l'humeur ſéminale dont le
» flux eſt ſupprimé. » Il ajoute au *ch. 4,*
que l'uſage imprudent des injections
aſtringentes , lorſqu'il arrête l'écoulement virulent, doit être regardé comme
une des cauſes de l'abcès du périnée
qui ſurvient à la gonorrhée. J'ai rapporté , dans la troiſième partie des premières éditions de cet ouvrage ; pluſieurs obſervations qui donnent une
juſte idée de ces ſortes d'abcès, & font
voir dans quel abîme de maux ils pré-
cipitent les malades.

M. Col de Villars entre dans un plus
grand détail que M. Aſtruc , ſur les
mauvais effets des aſtringens. Je tranſcris ici ce qu'on en lit au *Tome IV* de
ſon *Cours de Chirurgie.*

« Cette méthode de guérir la gonor-
» rhée virulente, n'eſt point , dit-il ,
» moins dangereuſe qu'elle eſt prompte
» & facile. L'expérience n'a que trop
» ſouvent fait connoître que toutes les

» injections vitrioliques, aftringentes,
» ou chargées de fels acides fixes, telles
» que celles de Mufitan, ou qui font
» faites avec la pierre médicamenteufe,
» le colcothar, ou les poudres ftypti-
» ques & alumineufes, capables d'ar-
» rêter promptement le cours de la ma-
» tière, ne manquent pas de caufer des
» accidens fâcheux , même la vérole
» univerfelle, quand on les emploie
» au commencement de la maladie,
» ou avant que le virus ait été éteint
» par les remèdes convenables. En
» effet, cette matière qui coule libre-
» ment, ou qui commence à couler des
» organes où fe trouve le fiège de la
» gonorrhée, venant à être fupprimée
» tout d'un coup, s'y accumule, s'y
» échauffe, s'y exalte, & infecte toute
» celle qui s'y rend. Le virus augmen-
» tant ainfi en force & en qualité,
» porte fes impreffions fur toutes les
» parties de la génération, reflue même
» jufqu'aux tefticules par les vaiffeaux
» déférens, excite, dans tous ces or-
» ganes, une inflammation confidéra-
» ble, ou augmente la phlogofe naif-
» fante, particulièrement dans l'urè-
» thre & au col de la veffie ; ce qu'il

» fait d'autant plus facilement, que les
» vaisseaux sanguins de ce conduit, res-
» serrés & étranglés par les irritations
» & crispations que les parties salines
» & styptiques de l'injection causent
» sur les fibres, forment un obstacle à
» la circulation du sang, d'où naissent
» le gonflement des corps caverneux
» & du tissu spongieux de l'urèthre, les
» ulcères de ce canal, la dysurie, la
» strangurie, & tous les symptomes
» qui surviennent à une violente go-
» norrhée. Si le virus est fort actif &
» fort subtil, & qu'il ne trouve plus
» son issue par l'urèthre, il pénètre les
» vaisseaux sanguins & lymphatiques,
» se mêle dans toute la masse des hu-
» meurs, & produit une vérole géné-
» rale, qui se manifeste bientôt par des
» maux de tête, des douleurs noctur-
» nes dans tous les membres, des exos-
» toses, des pustules, des bubons, ou
» des ulcères vénériens, à moins que
» le levain ne se fixe pendant un cer-
» tain temps dans quelque partie orga-
» nique, pour se réveiller ensuite à
» l'occasion d'une maladie, ou de quel-
» que débauche. Mais si ce virus est
» lent, tardif, grossier, ou qu'il n'oc-

» cupe que les glandes de l'urèthre ,
» qu'il n'ait pas eu le temps de s'exal-
» ter & de se développer , il se fixe
» & se concentre dans ces glandes ; il
» les endurcit, & y reste assoupi quel-
» quefois un nombre considérable d'an-
» nées , sans causer aucun symptôme
» fâcheux , jusqu'à ce qu'échauffé ou
» animé par quelque cause interne ou
» externe , il se mette en action , &
» produise des accidens particuliers ,
» qu'on n'attribue jamais à leur véri-
» table cause. »

M. Col de Villars , en observant que *les astringens ne manquent pas de cau-* *ser des accidens fâcheux , quand on les* *emploie au commencement ou avant que* *le virus ait été éteint* , semble insinuer qu'on n'a point à craindre ces mauvaises suites de leur usage , lorsqu'on s'en sert sur la fin de la maladie , & après avoir combattu ce virus. J'avoue que les as-tringens pourroient être employés sans témérité , si l'écoulement dépendoit du seul relâchement des vaisseaux excré-toires ; mais l'expérience m'a appris que l'accident incommode dont il s'a-git ici , est l'effet d'un ulcère de l'u-rèthre , qu'on n'a pu parvenir à cicatrifer. On ne peut donc être mieux fondé que je le fuis, à profcrire en géral l'ufage des aftringens dans la cure de la gonorrhée virulente.

Les Callofités ou Cicatrices.

SECONDE CAUSE.

II. Les callofités ou cicatrices dures & calleufes, que les ulcères gonorrhoïques mal traités, ont laiffées dans l'urèthre après leur guérifon, font la feconde caufe conjointe de la difficulté d'uriner vénérienne.

En admettant cette caufe, outre mon expérience, j'ai pour garant M. Aftruc. On verra fouvent reparoître fur la fcène cet Auteur célèbre, ainfi que M. Col de Villars, parce qu'outre que leurs ouvrages renferment tout ce qu'il y a de meilleur dans les traités qui ont été compofés avec les leurs fur les maladies vénériennes, ils s'expliquent avec tant d'ordre & de netteté, que je n'ai garde de priver mes Lecteurs des lumières qu'ils répandent fur cette matière. Voici donc comme parle M. Aftruc au *chap. 4 du Liv. III* du Traité déja cité.

« Si les ulcères guériſſent enfin,
» comme en effet il n'eſt pas rare qu'ils
» guériſſent, il eſt à craindre qu'ils ne
» laiſſent ſouvent des cicatrices trop
» dures, & ordinairement plus ſerrées
» que n'étoit la peau en cet endroit
» avant la maladie, qui rideront & ré-
» tréciront le canal de l'urèthre, ſur-
» tout ſi les ulcères étoient profonds,
» & que leurs cicatrices ſoient calleu-
» ſes ; ce qui arrive aſſez ſouvent dans
» les ulcères de ces parties, qu'on ne
» peut pas déterger. Voila donc une
» ſeconde cauſe de ſtrangurie ou de
» difficulté d'uriner, qui produira ſou-
» vent la rétention d'urine, ſi les ci-
» catrices viennent à ſe gonfler. Pour
» confirmer ce qu'on vient de dire, on
» peut alléguer l'exemple de ceux qui
» ont le malheur d'être *bridés*, en paſ-
» ſant par le grand remède. On ſait que
» ce triſte accident n'arrive jamais que
» quand on a laiſſé creuſer les ulcères
» dans la bouche juſqu'aux tendons
» des muſcles maſſeters ; mais alors les
» cicatrices dures qui ſe forment ſnr
» ces ulcères froncent tellement ces
» tendons, & ces tendons froncés re-
» tirent en haut la mâchoire infé-

» rieure avec taut de force, qu'il eſt
» impoſſible à ces malades d'ouvrir la
» bouche. »

Je pourrois citer bien d'autres ga-
rans de l'exiſtence des calloſités dans
l'urèthre ; mais je me bornerai au ſeul
Dionis, qui, traitant des obſtacles que
le Chirurgien trouve à l'introduction
de la ſonde dans la veſſie, parle *des
calloſités le long de l'urèthre, cauſées
par des cicatrices d'ulcères, qui l'étré-
ciſſent de manière que la ſonde ne peut
paſſer, quelque effort qu'on faſſe pour
la pouſſer.* Il expoſe encore plus au
long la même doctrine, en parlant des
carnoſités. Ce qu'il en dit ſe trouvera
employé dans l'article ſuivant.

Les Carnoſités, Caroncules, ou Excroiſſances.

TROISIÈME CAUSE.

III. La troiſieme cauſe de la difficulté d'uriner vénérienne, conſiſte dans
les caroncules, carnoſités ou excroiſſances que les ulcères de l'urèthre,
devenus fongueux, y on fait pulluler.
Beaucoup de Chirurgiens & Anato-

miftes célèbres nient l'exiftence des carnofités ; tels font , entr'autres , Palfyn
& Dionis , qui réuniffent ces deux
titres. Voici comme le premier s'explique dans fon *Anotomie Chirurgicale , Partie II , chap.* 22 : « Comme
» les cicatrices, qui fe font à ces ul-
» cères , étréciffent le conduit de l'u-
» rine, on prend improprement cet
» étréciffement du conduit , qui met
» cet obftacle à la fortie de l'urine,
» pour une excroiffance , à qui l'on
» donne le nom de carnofité. Mais
» comme dans le corps de ceux qui
» fe livrent aux excès de la boiffon,
(il auroit pu dire à tous les excès en
général) « leur urine, extrêmement
» échauffée, irrite l'urèthre ; cette
» irritation y occafionne un dépôt ,
» qui caufe des gonflemens autour des
» cicatrices , qui font plus dures &
» moins flexibles que le refte du ca-
» nal ; & ce gonflement oppofant au-
» tant de digues au paffage de l'urine,
» lorfqu'en introduifant dans le con-
» duit de l'urèthre une bougie ou
» une fonde, on fent de la réfiftance
» à chacun de ces gonflemens , on
» croit que l'inftrument dont on fe

» fert eft arrêté par autant de car-
» nofités ».

Il paroît que c'eft avec réflexion,
que Palfyn s'eft déclaré contre les
carnofités; & voici, fuivant toutes les
apparences, ce qui l'a déterminé.

« M. Garengeot, dit-il plus bas,
» dans fon Traité d'*Opérations de Chi-*
» *rurgie*, (première édition) rapporte
» que M. Arnaud prétend qu'il n'y en a
» point; & que M. Petit, fameux Chi-
» rurgien de Paris, qui eft du même
» fentiment, dit qu'il a ouvert quan-
» tité de perfonnes qui auroient dû
» être attaquées de ces prétendues car-
» nofités ou cicatrices, & que cepen-
» dant elles avaient l'intérieur de l'u-
» rèthre très-uni. De forte que l'obfta-
» cle, que le Chirurgien trouve avec la
» fonde, n'eft autre chofe, felon ces deux
» Meffieurs, qu'un gonflement du tiffu
» fpongieux de l'urèthre, qui rétrécit
» ce canal, & qui eft occafionné par
» les vaiffeaux variqueux qui entrent
» dans fa compofition. » (Il renvoie
ici aux Obfervations de Saviard, obf.
LXXIII.) « M. Petit, ajoute Palfyn,
» a fait voir à l'Académie Royale des
» Sciences, la veffie d'un homme mort

» de suppreſſion d'urine, qui étoit
» le douzième qu'il eût ouvert mort
» de cette maladie, ſans lui trouver
» aucune carnoſité dans l'urèthre ; &
» le troiſième, dans lequel la glande
» proſtate, faiſant ſaillie dans la ca-
» vité de la veſſie à l'endroit du col,
» empêchoit la ſortie de l'urine, &
» rendoit l'introduction de la ſonde
» difficile. »

» On a cru, dit Dionis, *Opér. de*
» *Chirurgie, Démonſt. III.* la réalité de
» cette maladie ſi bien établie par nos
» anciens, que perſonne n'a oſé la con-
» teſter. Ils diſoient que l'humeur viru-
» lente d'une gonorrhée, ſortant ſans
» ceſſe des proſtates, corrodoit par ſon
» acrimonie le conduit de l'urèthre,
» & que des ulcères il en croiſſoit une
» chair fongueuſe, qui faiſoit cette ma-
» ladie. Ceux qui prétendoient avoir
» des remèdes particuliers pour la gué-
» rir, avoient intérêt de confirmer
» cette erreur, plutôt que d'en déſa-
» buſer ; & d'autant plus qu'une telle
» maladie, ayant été abandonnée des
» véritables Chirurgiens, étoit de-
» venue le partage de ces coureurs ou
» diſtributeurs de ſecrets. »

Les carnofités font donc, felon Dionis, les filles de l'intérêt & de l'impofture. Les Chirurgiens ont *abandonné* cette maladie, *devenue le partage des Charlatans*. Cet arrêt fi dur, prononcé contre les plus grands hommes qui aient traité les maladies vénériennes, contre les plus habiles Chirurgiens des premiers temps, contre le célèbre Paré, eft motivé dans l'Auteur. « Quelque diligence que j'aie
» faite, dit-il, en ouvrant des corps
» qu'on accufoit d'en avoir, je n'en
» ai point encore remarqué; & je n'ai
» trouvé aucun Chirurgien qui affure
» d'en avoir vu : j'entends parler de
» ceux qui font dignes de foi. Je fais
» qu'il y a beaucoup de gens qui ont
» les accidens dont je viens de parler;
» mais ils ne font point caufés par les
» carnofités. Ce font des fuites d'une
» ou de plufieurs chaudepiffes, qui ont
» ulcéré & corrodé l'urèthre en plu-
» fieurs endroits. Or les cicatrices qui
» fe font à ces ulcères, étant dures,
» & tenant de la nature de la callofité,
» elles étréciffent le conduit de l'u-
» rine, qui n'a plus, par conféquent,
» tant de facilité pour fortir; & ce

» font ces mêmes cicatrices qui empê-
» chent le paffage de la fonde, qu'on
» croit arrêtée par la carnofité. »

M. de la Faye, célèbre Chirurgien de Paris, dans fes remarques fur les Opérations de Dionis, non-feulement adopte le fentiment de fon Auteur, mais il l'appuie d'autorités.

« Les difficultés d'uriner, dit-il, &
» les rétentions d'urine, dans lef-
» quelles tombent ceux qui ont eu,
» dans leur jeuneffe, une ou plufieurs
» gonorrhées, foit qu'elles aient été
» bien ou mal guéries, font occa-
» fionnées par ces dernières maladies;
(le rétréciffement du canal par des cicatrices, le gonflement variqueux du tiffu fpongieux de l'urèthre, & ce-lui de la glande proftate fupérieure,)
» & non par des excroiffances char-
» nues ou carnofités, comme on le
» prétendoit autrefois, & comme quel-
» ques-uns le foutiennent encore au-
» jourd'hui. L'examen de tous les ca-
» davres de ceux à qui ces efpèces de
» rétentions ont caufé la mort, a dif-
» fuadé de ce fentiment notre Auteur,
» & tous les autres bons praticiens de
» nos jours; (V. les Ephémérides d'Al-

» lemagne, Cent. I & II, ou la Biblio-
» theque de Chirurgie de Manget, &
» l'Obfervation LXXIII de Saviard);
» car ils n'ont point trouvé dans l'u-
» rèthre de ces excroiffances charnues,
» mais des cicatrices dures que les ul-
» cères y avoient laiflées, & qui ré-
» tréciffoient le canal ou la glande
» proftate gonflée qui ferroit le col
» de la veffie, ou enfin un gonflement
» variqueux du tiffu fpongieux de l'u-
» rèthre, occafionné par des débauches
» de quelque genre qu'elles foient.
» Lorfque ces cicatrices dures ont déja
» diminué le diamètre du canal, le
» gonflement qui furvient enfuite,
» bouche bien plutôt le paffage de
» l'urine. J'ai examiné un grand nom-
» bre de cadavres de perfonnes mortes
» de ces efpèces de maladies, ou qui
» y avoient été fujettes pendant leur
» vie, & je n'y ai jamais trouvé d'ex-
» croiffance charnue, ni même de por-
» reau. Je ne crois pas néanmoins qu'il
» foit impoffible qu'il s'en forme dans
» l'urèthre à la fuite des ulcères qui
» y furviennent, comme il s'en forme
» dans les autres parties du corps; ce
» qu'on peut affurer, après les obfer-

» vations dont on vient de parler, c'eſt
» qu'au moins il s'en forme très-rare-
» ment, & que les cicatrices dures du
» canal, & le gonflement de la glande
» proſtate ſupérieure, & celui du tiſſu
» cellulaire, ſont les cauſes ordinaires
» de l'eſpèce de rétention de l'urine
» dont je parle. »

. Après des autorités ſi déciſives, ne
paroît-il pas qu'il n'y ait que l'intérêt
ou l'opiniâtreté dans ſes ſentimens, qui
puiſſe encore faire ſoutenir l'exiſtence
des carnoſités ? M. Petit, l'homme de
toute l'Europe qui a été le plus dans
le cas de s'aſſurer, par les diſſections,
de la nature des vices vénériens, &
qui, pour emprunter les termes de
Palfyn, *a ouvert une quantité* de victimes malheureuſes du feu de la jeuneſſe, ſe déclarant contre l'exiſtence
des carnoſités, ne ſemble-t-il pas devoir entraîner tout le monde dans ſon
parti ? Dionis, ni aucun Chirurgien de
ſa connoiſſance, de ceux du moins
qu'il regarde comme dignes de foi,
n'en ont jamais remarqué. M. de la
Faye n'a jamais trouvé d'excroiſſances
charnues, ni même de porreaux, dans
un grand nombre de cadavres de per-

fonnes mortes de ces maladies, où qui y avoient été fujettes pendant leur vie; eft-il rien de plus décifif que ces autorités?

Ce n'eft point l'intérêt qui m'engage à prendre parti contre ces Auteurs refpectables; car, que m'importe au fond le nom qu'on donne aux différens états contre nature de l'urèthre, qui, en diminuant fon diamètre, s'oppofent à la fortie de l'urine ? Il me fuffit que j'emporte aifément & radicalement ces obftacles, de quelque nature qu'ils foient; & c'eft auffi tout ce qui intéreffe le Public. Ce feroit mon avantage que tout fe réduisît à des callofités. Dionis les regarde comme incurables. Je ferois donc un miracle, en les guériffant. *Quand*, dit-il, *des callofités dans le conduit de l'urèthre, ont obligé de faire cette ponction* (au périnée), *il faut fe réfoudre à porter la canulle le refte de fa vie;* & par ma méthode on n'a pas befoin de ponction, ni par conféquent de porter la canulle le refte de fa vie. Mais l'éclairciffement de cette queftion encore indécife m'oblige de prendre parti dans la difpute, & je le ferai de manière qu'on n'ait rien à me reprocher.

Je réponds d'abord aux autorités que je me suis opposées, 1°. qu'il est possible, quoique cela fût singulier, que dans le nombre des cadavres ouverts par les Anatomistes cités, il n'y en eût aucun qui eût des carnosités ; mais que, comme le nombre de ceux qui n'ont pas été ouverts est infiniment plus grand, leur argument négatif ne prouve rien, d'autant plus que M. de la Faye convient de la possibilité de ces excroissances.

Je réponds, 2°. en opposant d'autres autorités qui forment, en ma faveur, un argument affirmatif. Je dis, 3°. qu'on peut induire du raisonnement de Dionis, qu'il existe des carnosités, sur le rapport de quelques Chirurgiens. Il est vrai qu'il ne les juge pas dignes de foi ; mais l'on fait assez comment l'on donne ou l'on refuse sa confiance, pour qu'on ne puisse rien conclure de certain du jugement de Dionis. Tous les hommes, par malheur, ne croient trop souvent que ce qui est de leur goût. 4°. Le gonflement variqueux du tissu spongieux de l'urèthre, que M. de la Faye admet avec MM. Arnaud & Petit, est une efpèce de carnofité, comme nous le prouverons plus bas.

Si ces excroiffances ont des adverfaires célèbres, elles ont auffi de célèbres partifans. « Les carnofités, dit
» Paré, *Liv. XXIX*, font connues
» par la fonde, qui ne peut paffer libre-
» ment par le conduit de l'urine, mais
» trouve autant de fois réfiftance qu'il
» y a de carnofités. Pareillement par la
» difficulté qu'a le patient en urinant.
» L'urine fort grandement déliée, four-
» chue, de travers, quelquefois ne
» vient que goutte à goutte, avec de
» grandes épreintes ; de façon que le
» plus fouvent le patient, voulant uri-
» ner, eft contraint d'aller à la felle
» comme ceux qui ont une pierre en
» la veffie. Davantage, après avoir
» piffé, demeure une petite portion
» de l'urine derrière la carnofité : auffi
» fait la femence après le coït ; en
» forte que le patient, en tel cas, eft
» contraint de comprimer fa verge,
» pour faire fortir lefd. matières. Au-
» cune fois eft arrivé à quelques-uns
» une entière fuppreffion d'urine, qui
» leur a caufé une telle extenfion de
» la veffie, qu'il en enfuivoit une
» grande

» grande inflammation , & quelques
» apoftêmes en divers lieux, dont l'u-
» rine regorgeant en haut, puis après
» fortoit par plufieurs endroits, favoir,
» à l'environ du fiège par le périneum,
» les bourfes, le pénil & les aînes,
» ainfi que j'ai vu à plufieurs, qui eft
» un mal du tout incurable. »

Telles font les propres paroles de
Paré. Lui refufera-t-on, parce qu'il eft
partifan des carnofités, le titre de *véritable Chirurgien?* Sera-ce *un coureur
ou diftributeur de fecrets ?* Soupçon-
nera-t-on qu'il eût intérêt de confirmer cette erreur, plutôt que d'en défa-
bufer ? Tel eft cependant le jugement
qu'il en faut porter, fi l'on en croit
Dionis. Pour moi, j'eftime qu'il n'a
parlé qu'après avoir vu ; & l'on n'a
pas de preuve du contraire à m'alléguer. Peut-être a-t-il trop étendu ce
qu'il nomme carnofité ; mais cette erreur étoit pardonnable, puifque les
callofités peuvent produire le même
effet. Au refte, c'eft trop s'arrêter à
des préfomptions, quand on peut alléguer des faits inconteftables.

On ne peut pas fuppofer que M.
Col de Villars ait ignoré ce que nous

venons de rapporter ; mais il ne lui a pas paru que ces callofités duffent lui faire rejeter l'exiftence des carnofités. « On a coutume, dit-il, d'attribuer » cette ftrangurie à des carnofités en- » gendrées dans l'urèthre, en confé- » quence des ulcères que le virus véné- » rien a caufés dans ce canal. Il eft vrai » que ces carnofités ou caroncules, qui » ne font autre chofe que des hyper- » farcofes, ou excroiffances de chair » fongueufes ou calleufes, peuvent s'y » former, comme dans tous les autres » ulcères, & *comme effectivement il s'y* » *en eft trouvé, contre le fentiment de* » *plufieurs ;* mais ce n'eft pas la feule, » ni la plus fréquente caufe de la ftran- » gurie. » Il veut que ce foit des cica- trices, le gonflement du vérumonta- num, ou celui des glandes de Cowper, des proftates, &c. Nous aurons occa- fion de parler de ces caufes, & d'exa- miner fi les carnofités font auffi rares que l'Auteur le prétend ; il nous fuffit pour le préfent que, *contre le fenti- ment de plufieurs, il s'en trouve effecti- vement.* Voyons maintenant M. Aftruc.

Voici fes propres paroles, extraites du *Livre III* du Traité déja cité,

chap. 4.« Comme les ulcères vénériens
» de l'urèthre, loin de pouvoir être dé-
» tergés, deviennent au contraire cha-
» que jour plus fordides, à caufe
» qu'ils font continuellement arrofés
» d'une femence purulente & d'une
» urine fort âcre, ils doivent produire
» fouvent des excroiffances de chairs,
» qu'on appelle carnofités ou caron-
» cules, qui font calleufes ou fongueu-
» fes, groffes ou petites, larges & pla-
» tes, ou longues & menues, fituées
» dans tels ou tels endroits de l'urèthre,
» plus ou moins nombreufes, &c. fui-
» vant le vice ou la quantité du fuc
» nourricier, & fuivant l'étendue, le
» nombre & la fituation des ulcères ;
» ce qui ne fauroit arriver, fans beau-
» coup gêner le paffage de l'urine.

» Je n'ignore pas que plufieurs Mé-
» decins regardent aujourd'hui comme
» une chimère, l'exiftence des caron-
» cules de l'urèthre ; & cela peut-être
» par cette feule raifon (vu l'inconf-
» tance des hommes) que les Médecins
» des derniers fiècles n'admettoient
» point d'autre caufe de la ftrangurie
» qui fuccède à la gonorrhée. Mais les
» uns & les autres font également blâ-

» mables d'avoir jugé avec trop de
» précipitation. Les anciens Médecins
» ont eu tort d'ignorer les autres cau-
» fes de la ftrangurie, qui font encore
» plus confidérables & plus fréquen-
» tes ; & les modernes ne font pas
» excufables de nier témérairement,
» & fans fujet, comme ils font,
» l'exiftence de ces caroncules, puif-
» que l'analogie, tirée des exemples
» de tous les ulcères fordides, en
» montre la poffibilité, *& que l'ouver-*
» *ture des cadavres en fait voir la réa-*
» *lité.* Il eft vrai qu'elles ne font pas
» fi communes que l'ont cru les an-
» ciens, & que le croient encore les
» charlatans ; mais elles le font affez
» pour mériter une place parmi les au-
» tres caufes de la ftrangurie. »

Quand M. Aftruc auroit manié mes
fondes auffi fouvent que moi, il ne
parleroit pas avec plus d'exactitude de
la pofition & de la figure des carnofités. Mes obfervations font foi de la
vérité de ce qu'il en dit. Je n'y puis
rien ajouter après vingt ans de pratique. Mais comment fe peut-il faire
que *l'ouverture des cadavres faffe voir*
la réalité des caroncules, & que MM.

Dionis, Petit & la Faye, qui en ont ouvert une quantité, n’en aient jamais apperçu ? Peut-être que dans les cadavres qu’ils ont ouverts, l’affaissement des parties avoit rendu les excroissances insensibles, ou que réellement les obstacles qu’ils avoient reconnus pendant la vie des malades, étoient d’une autre nature que les carnosités.

Comme MM. Astruc & Col de Villars se contentent de dire que l’ouverture des cadavres a fait voir la réalité des caroncules, sans appuyer cette proposition d’aucun exemple, le Lecteur ne sera pas sans doute fâché que je supplée à cette omission. M. Antoine Pascal, dans son *Traité des Gonorrhées, Art. III*, parle de deux soldats morts en 1718, dans l’Hôpital de Milan, qui furent ouverts en présence de plusieurs Médecins, & dont on trouva l’urèthre tout plein d’excroissances fongueuses & calleuses, qui furent cause de leur mort, en produisant une ischurie si rebelle, qu’elle résista à tous les remèdes, & qu’on ne put les secourir, en leur faisant une opération pour procurer la sortie des urines.

Ce fait eſt inconteſtable ; & je n'au-rois oſé l'employer dans un Mémoire que je préſentai, en 1730, à M. le Comte de Garelli, premier Médecin de l'Empereur Charles VI, qui vou-lut être inſtruit de ma doctrine & de ma pratique pour le traitement des ſuites des gonorrhées, avant de con-fier à mes ſoins quelques Seigneurs des plus qualifiés de la Cour Impériale ; je n'aurois, dis-je, oſé l'avancer dans ce Mémoire, s'il avoit été le plus lé-gérement douteux.

Mais quel beſoin ai-je d'appeler les Morts à mon ſecours, pendant que je dois faire parler les Vivans ? J'offre à tous les incrédules, de leur faire toucher les carnoſités, de manière à ne leur laiſſer aucun ſcrupule. On ne peut me faire un plus grand plaiſir, que de me prendre au mot. Je leur démontrerai, autant qu'on le peut dé-montrer phyſiquement, qu'il ſe forme, dans le canal de l'urèthre, de vraies excroiſſances, totalement différentes du rétréciſſement cauſé par des cica-trices. Car, s'il n'y avoit qu'un ſimple rétréciſſement produit par cette cauſe, les portions du canal les plus voiſines de cet obstacle seroient plus étranglées, & les plus éloignées le seroient moins. Ainsi ce conduit seroit formé comme de deux entonnoirs, dont les pointes se réuniroient à la cicatrice. Or, j'offre de faire voir que la carnosité est une espèce de fongus qui croît dans une partie du canal, sans qu'en-deçà ni au - delà il y ait le moindre rétrécissement ; & j'ai fait voir à beaucoup de Médecins & Chirurgiens, des plus habiles & des plus plus célèbres, la vérité de ce que je dis, en pansant en leur présence un de mes Malades.

Je cite celui-ci par préférence à plusieurs autres, parce que la carnosité ou excroissance étoit visible. Elle bouchoit entièrement le canal, depuis la racine du gland, jusqu'à une fistule incurable qu'il avoit au milieu de l'urèthre ; & c'étoit par cette fistule qu'on voyoit distinctement la carnosité. Or, j'en prends à témoins tous tous ceux qui l'ont vue, & je leur demande si elle n'étoit pas un vrai fongus, totalement différent des cicatrices qui auroient pu rétrécir le canal ? Je puis encore citer un Malade que j'ai panfé en préfence de beaucoup de gens du métier ; & je leur demande fi l'excroiffance, qui commençoit à quelques lignes de l'orifice de l'urèthre, qui avoit plufieurs pouces de longueur, & qui ne laiffoit échapper l'urine que par uue petite ouverture, unique refte du canal obftrué ; je demande, dis-je, fi elle étoit un fimple rétréciffement de l'urèthre, & fi le diamètre de ce canal n'étoit pas le même depuis l'orifice jufqu'à la naiffance de la carnofité ? Je pourrois encore citer, s'il en étoit befoin, une obfervation de M. Fitz-Gérald, Profeffeur de l'Univerfité de Médecine de Montpellier, qui affure que dans cette ville, il en a vu une qui végétoit fi confidérablement, que le Malade étoit obligé, de temps en temps, d'emporter avec les cifeaux la partie qui fortoit hors de l'urèthre. Que les perfonnes qui nient les carnofités, m'expliquent comment un fimple rétréciffement du canal peut être fuivi d'un pareil effet.

On le déduiroit fans doute plus aifément d'une autre explication, dans laquelle on a recours au bourfouflement de l'urèthre, qu'on prétend en impofer pour des carnofités. La membrane interne de l'urèthre, dit-on, ayant été affoiblie, ou, fi l'on veut, détruite par l'ulcère vénérien, il n'eft pas merveilleux que, quelque caufe venant à gonfler le tiffu cellulaire de l'urèthre qui répond à cet endroit, il s'étende dans le canal du côté où il ne trouve point de réfiftance, & par conféquent à l'endroit où l'ulcère l'a rongé. On a vu, dans le paffage que j'ai extrait ci-deffus, des Remarques de M. de la Faye fur les Opérations de Dionis, *que le gonflement variqueux du tiffu fpongieux de l'urèthre, occafionné par des débauches de quelque genre qu'elles foient*, eft une des caufes qu'il reconnoît de la ftrangurie vénérienne.

On explique fort bien par-là un phénomène obfervé quelquefois, qu'une fonde de plomb, ou autre, rétablit promptement le libre cours de l'urine, en affaiffant le tiffu cellulaire bourfoufflé; comment ce tiffu fait encore faillie dans l'urèthre un moment après que la fonde en a été retirée; & comment on a pu trouver quelquefois

l'urèthre fans embarras dans les cadavres des perfonnes qui avoient été fujettes à des carnofités jufqu'à leur mort.
La raréfaction des liqueurs, qui dure
autant que la vie, tenoit les cellules
du tiffu fpongieux, gonflées au-delà
du niveau du canal intérieurement.
Cette force ceffant d'agir, les cellules
s'étoient vidées peu-à-peu, & avoient
repris leur volume naturel..

Tout ce raifonnement eft fi jufte &
fi conforme à mes fentimens & à mon
expérience, que je ne crains point de
l'adopter ici. L'objection qu'on a voulu
en tirer contre les carnofités, fe tour-
nera aifément en preuve de leur exiftence. Qu'eft-ce, en effet, que ce bour-
foufflement du tiffu fpongieux de l'u-
rèthre, qui s'affaiffe par la compreffion, & qui revient fi facilement,
qu'une vraie carnofité, laquelle, plus
molle & plus petite dans fa naiffance,
cède à l'inftrument qui la preffe; mais
qui, groffiffant peu-à-peu, & acqué-
rant plus de confiftance, réfifte davantage, & parvient à intercepter le paffage de l'urine ? L'exulcération de
l'urèthre, en détruifant la membrane
interne qui contenoit le tiffu fpon-

gieux, a donné lieu à cette excroiſſance.

L'opération de mon remède eſt
d'accord avec ces vérités. Il agit en
mettant en fonte & en ſuppuration,
ces mauvaiſes chairs ſans toucher aux
bonnes. Qu'on ne s'imagine pas que
je veuille lui donner de l'intelligence;
s'il fait en quelque manière le diſcer-
nement du ſain & du vicié, c'eſt que
ce dernier eſt de nature à recevoir
l'impreſſion des parties actives de mon
remède, au lieu que la membrane interne de l'urèthre met le premier à
l'abri de leur atteinte. D'ailleurs, un
mouvement inteſtin, occaſionné par
ces mêmes parties, ranime & remet
en jeu le virus, qui eſt ordinairement
engourdi & appeſanti dans ces chairs
gonflées. Il n'eſt donc pas ſurprenant
que mon remède agiſſe ſur ces parties
ſans nuire à celles qui n'ont rien de
mal ſain. Cette vérité ſe prouve par
une expérience que je réitérerai toutes
les fois que l'on voudra. J'introduirai
une de mes ſondes dans l'urèthre d'une
perſonne ſaine, & l'y laiſſerai autant
de temps qu'il ſera néceſſaire, pour
qu'elle agiſſe ſur tous les corps glan-

duleux qui l'avoifinent ; je retirerai ma fonde, fans que l'œil le plus fin puiffe s'appercevoir qu'aucune liqueur étrangère s'y foit attachée. Je mettrai tout de fuite cette fonde dans l'urèthre d'un Malade ; &, en moins de temps qu'elle ne fera reftée dans l'urèthre de la perfonne faine, elle fe chargera d'une matière purulente qu'aura fournie la partie malade de l'urèthre. On peut même s'épargner les frais de cette double opération : il fuffit de faire attention que la fonde, introduite dans un urèthre malade, ne fe charge de matière purulente, qu'à l'endroit qui a touché la partie ou les parties affectées. Je conclus de ces raifonnemens que, puifque mes fondes mettent en fuppuration ce corps quelconque qui obftrue le canal de l'urèthre, ou qui le remplit en partie, c'eft une mauvaife chair, une fubftance contre nature, une hyperfarcofe, ou, fi l'on veut, une faillie ou excroiffance du tiffu fpongieux de l'urèthre, qui s'eft, pour ainfi dire, extravafé dans ce canal, par l'ouverture que l'ulcère y a caufée, en détruifant en partie la membrane interne.

Je ne cherche point à disputer, mais plutôt à éclaircir cette importante matière, & à être utile à l'humanité, si souvent affligée des suites de la gonorrhée. Je le répète donc, le tissu spongieux de l'urèthre est la matière ordinaire des excroissances que je détruis par mes remèdes, & sa structure particulière concourt infiniment à la production de ce mal; mais l'exulcération qui en a été le principe, l'entretient presque toujours par son opiniâtreté. Ces carnosités peuvent varier infiniment : je n'entrerai dans aucune discussion sur leur différente nature; il me suffit qu'elles existent, & qu'elles cèdent à ma méthode.

Quelque inutile qu'il puisse paroître de multiplier les preuves de l'existence de ces carnosités, je ne puis négliger de m'appuyer de l'autorité d'un Chirurgien de Paris, à qui la cure des maladies vénériennes avoit acquis de la réputation. Voici comme s'explique M. Dubois, *nouveau Traité des Maladies vénériennes, page 22.* « Lorsque » la gonorrhée est produite par un vi- » rus aussi pénétrant, il arrive souvent » qu'il dérange considérablement le

» tiſſu de l'urèthre qui, par ſa ſtruc-
» ture délicate, nerveuſe & très-ſen-
» ſible, & ſuſceptible des irritations
» les plus vives & des douleurs les
» plus aiguës, jette les Malades dans
» des inquiétudes terribles, & laiſſe
» encore ſouvent, après avoir été cal-
» mées, des ſuites qui ne ſont pas
» moins fâcheuſes pour les Malades
» & pour les Chirurgiens délicats,
» que tout autre ſymptôme vérolique.
» Ces mauvaiſes ſuites ſont des car-
» noſités, dans le traitement deſquelles
» bien des Chirurgiens échouent. Ces
» ſortes d'excroiſſances, qui occupent
» le canal de l'urine, cauſent des pei-
» nes inexprimables. aux pauvres Ma-
» lades, & des deboires infinis à la
» plupart des Chirurgiens. »

Je remarquerai, en terminant cet
article, qu'il y a des carnoſités de
deux eſpèces ; les unes, ſans ulcère
manifeſte, & d'autres ſenſiblement ulcérées. *Elles ſont jugées calleuſes*, dit
Ambroiſe Paré, *quand il n'en ſort aucune humidité ſuperflue.* Celles qui ſont
ulcérées ſe connoiſſent au pus qu'elles
rendent. Outre les exemples de ces
dernières, qu'on lira dans mes obſerva-

tions, j'en trouve une dans le Mémoire que j'ai préfenté à M. le Comte de Garelli.

Au mois d'avril 1728, M. le Marquis de Prié, de Turin, me fit venir dans cette capitale, pour y voir le fieur Maurice Franquetti, fon Maître d'Hôtel, attaqué d'une ftrangurie. La fonde que je lui introduifis dans l'urèthre, ne trouva d'obftacles qu'aux véficules féminales & aux proftates, où je reconnus des excroiffances de chairs ulcérées, qui ne me permirent pas d'avancer davantage fans douleur. Ayant entrepris le traitement de ce malade, il fut parfaitement guéri à la fin de mai fuivant, quoiqu'il fût incommodé de fa maladie depuis 1716. Il avoit joui d'une bonne fanté jufqu'en l'année 1730, que je préfentai mon Mémoire à M. de Garelli, que je mis en état de vérifier le fait, en lui difant que le fieur Franquetti étoit alors à Vienne.

Les Ulcères de l'urèthre.

QUATRIÈME CAUSE.

IV. Je reviens à la quatrième caufe de la difficulté d'uriner vénérienne, que j'ai dit être les ulcères calleux, opiniâtres & malins, qui occupent les conduits excrétoires des lacunes de l'urèthre, des proſtates, des véſicules ſéminales, & de toutes les glandes qui verſent dans l'urèthre une liqueur propre à le lubréfier.

Il reſte ſouvent, après l'abolition totale de tous les ſymptômes de la gonorrhée virulente, un écoulement opiniâtre, que l'on connoît dans le monde ſous le nom de *relâchement des vaiſſeaux.* « Quand on a eu le malheur, dit M. Aſtruc dans ſon *Traité des Maladies vénériennes, Liv. III, Chap. IV, page 111,* « d'avoir eu pluſieurs
» gonorrhées, & quelquefois quand on
» n'en a eu qu'une, mais longue &
» opiniâtre, on ſe trouve ſouvent ex-
» poſé pendant des mois, des années,
» & même pendant toute la vie, à
» un flux involontaire de ſemence......
» Ce flux eſt tantôt médiocre, mais
» continuel, ſoit que les Malades mar-
» chent, ſe repoſent, ou faſſent quel-
» qu'autre fonction ; tantôt il eſt plus
» rare, mais plus abondant, & il
» coule en plus groſſes gouttes, lorſ-
» que les Malades font le moindre
» effort pour aller à la ſelle, lorſ-

» qu'ils s'occupent de penſées laſci-
» ves, ou qu'ils ſe diſpoſent à l'acte
» vénérien. »

Je l'ai déja remarqué, cet écoulement, dans l'uſage ordinaire, eſt qua-
lifié d'un ſimple relâchement de vaiſſeaux ; & tous ceux qui en ſont attaqués, le regardent comme indifférent
pour les ſuites, & comme ſimplement
incommode pour le temps.

Je voudrois bien qu'il me fût per-
mis de ne pas troubler leur ſécurité ;
mais leur intérêt & celui de la vérité
auroient à ſouffrir de cette complai-
ſance. En convenant donc, comme
je l'ai déja fait, de la poſſibilité du
relâchement des vaiſſeaux excrétoires
de l'urèthre, qui peut avoir lieu,
comme celui de tous les autres conduits du corps humain, j'entreprends
de prouver que l'écoulement dont il
s'agit ici, eſt preſque toujours l'effet
d'un véritable ulcère, qui a réſiſté
aux remèdes par leſquels les autres
accidens de la gonorrhée ont été ſur-
montés ; &, ce qui paroîtra peut-être
ſurprenant, les premières preuves que
je donnerai de mon ſentiment, ſeront
tirées des ouvrages de ceux qui ont

adopté le fentiment contraire. Voici comme s'explique à ce fujet M. de la Mettrie, *nouveau Traité des Maladies vénériennes, page 165.*

« Quelquefois la matière de la go-
» norrhée devient brune, femblable à
» de la lie d'huile, paroît mêlée d'un
» peu de pouffière, & n'eft point adhé-
» rente. Alors il eft impoffible de la
» guérir fans qu'il refte toujours un
» petit écoulement, parce que l'*urè-*
» *thre étant rongé par l'âcreté du ve-*
» *nin, il fe forme des finus qui caufent*
» *de la douleur toute la vie, & que*
» *les remèdes ne font qu'augmenter.* Il
» qualifie, *page 193,* ce petit écou-
» lement d'un *écoulement éternel;* &
» il ajoute qu'il vient de la dilatation
» des vaiffeaux paralytiques, auxquels
» il eft impoffible de rendre leur état,
» leur ton & leur reffort naturel. »

L'auteur, dans ces paffages, ne pa-roît pas d'accord avec lui-même. *Le petit écoulement éternel* vient des finus que le venin a creufés dans l'urèthre; finus accompagnés d'une douleur que les remèdes ne font qu'augmenter : dans la fuite, ce n'eft plus qu'une fim-ple atonie. Mais comment l'atonie eft-elle accompagnée de douleur, elle qui eſt la diſpoſition la plus prochaine à l’inſenſibilité ? Comment les remèdes augmentent-ils un ſentiment incommode, ſi ce n’eſt par des irritations qui ſont le ſeul remède de l’atonie ? M. de la Mettrie, dans le premier paſſage, a parlé en homme éclairé & en obſervateur de la nature ; mais, s’étant ſans doute laiſſé entraîner par le torrent, il s’eſt conformé dans le ſecond au langage vulgaire.

Il n’eſt point étonnant que M. de la Mettrie, partant de cette doctrine, ajoute : « Mais ce flux n’eſt pas plus » à craindre que ſi, après un catarrhe » fort long, la membrane pituitaire » de Schnéider ſéparoit plus de mu- » coſité qu’auparavant. On peut ſe » marier avec cet écoulement, ſans » crainte de ſouiller le lit nuptial ; il » n’y a rien de virulent. »

La gonorrhée, celle du moins qui eſt un peu conſidérable, eſt produite par un ulcère ; c’eſt ce dont tous les Auteurs conviennent. L’âcreté du venin forme des ſinus qui cauſent de la douleur toute la vie ; & l’écoulement qui eſt produit par ces ſinus, n’a rien de

virulent ! En vérité, cela eſt inconce-
vable.

M. Aſtruc eſt bien éloigné de penſer de même. « Nous avons déja re-
» marqué, dit-il, *Liv. III, Chap. IV*,
» que le flux virulent de la gonorrhée
» produit preſque toujours des ulcères
» en différens endroits de l'urèthre, &
» ſur-tout aux extrémités des canaux
» excrétoires des véſicules féminales,
» & des proſtates : or, quand il arrive
» que la gonorrhée eſt négligée ou
» mal traitée, (ce qui arrive preſque
toujours, ſelon moi) » il eſt rare
» que ces ulcères viennent à une par-
» faite guériſon, principalement ceux
» qui attaquent les canaux excrétoi-
» res de ces réſervoirs, ou qui en
» ſont proches ; parce qu'ils ſont con-
» tinuellement irrités & entretenus
» par l'humeur virulente qui en dé-
» coule. Ainſi, de légers & de ſu-
» perficiels qu'ils étoient d'abord, ils
» doivent devenir néceſſairement, à
» la longue, malins, fiſtuleux & cal-
» leux ; rétrécir par-là, plus ou moins,
» le canal de l'urèthre ; empêcher plus
» ou moins le paſſage de l'urine, ſe-
» lon que l'efferveſcence ou l'acri-

» monie du fang, augmentée par quel-
» que faute dans le régime, fera gon-
» fler plus ou moins leurs bords. »

. Voilà, fans contredit, un langage bien différent de celui de M. de la Mettrie. Eft-il befoin de demander à M. Aftruc, fi l'écoulement dont nous parlons eft virulent ? C'eft la fuite des mêmes ulcères qu'a produits la gonorrhée mal traitée, qui font devenus malins, fiftuleux & calleux, c'eft-à-dire, d'une qualité bien plus mauvaife qu'ils ne l'étoient dans le temps que la gonorrhée étoit récente. Par quel miracle, lorfqu'ils deviennent d'un plus mauvais caractère, la fanie, qui continue d'en couler, feroit-elle innocente ? Tout nous porte, au contraire, à croire que, dans ce cas, elle doit être très-virulente.

Il faut pourtant convenir que M. Aftruc ne tient pas par-tout le même langage ; car il dit, au *Chap. X* du même Livre, en parlant de la gonorrhée vénérienne, que, « tant celle
» qui eft accompagnée de phlogofe,
» & caufée par une contagion récente,
» que celle qui eft déja ancienne, &
» qui a dégénéré en flux habituel de fe-

» mence, subsiste ordinairement après
» les frictions mercurielles les plus ré-
» gulières. Il est vrai qu'au lieu d'être
» virulente, comme avant les frictions,
» elle est une gonorrhée simple & sans
» virus, & ne sauroit plus se commu-
» niquer. Nous avons vu, ajoute-t-il,
» que la gonorrhée virulente & nou-
» velle dépend toujours d'une phlo-
» gose ou d'une inflammation ulcé-
» reuse, qui occupe, dans les hommes,
» l'urèthre.... La phlogose & l'exulcé-
» ration peuvent rester pendant quel-
» que temps dans quelques-unes de
» ces parties, ou dans plusieurs à-la-
» fois, même après que le mercure a
» détruit le virus.... Après l'usage des
» frictions, elles ne sont plus entre-
» tenues par le virus, & n'en con-
» tiennent plus du tout; & ce sont de
» simples écoulemens... qui dépen-
» dront alors du simple vice des par-
» ties, & que la longueur du temps,
» avec un régime convenable, suffit
» quelquefois pour guérir, mais qui
» pourroient devenir nuisibles par leur
» durée, & qu'il vaut mieux guérir par
» l'usage des remèdes. »

M. Astruc, dans ce passage comme

dans le précédent, reconnoît l'existence des ulcères gonorrhoïques pendant un grand nombre d'années; il ne
diffère de lui-même, que parce qu'il
en croit le virus détruit par les frictions
mercurielles. Je ne nierai point que le
virus vénérien ne puisse absolument
être éteint par le mercure, tandis
qu'un vice local, comme une trop
grande déperdition de substance, per-
pétuera l'ulcère de l'urèthre; mais,
fondé sur mon expérience, je puis
assurer que ce cas est extrêmement
rare. Au reste il me suffit, pour le présent, que l'existence des ulcères soit
reconnue par cet Auteur & par les autres; je ferai toucher au doigt, dans
peu, que leur nature n'est aucunement
changée.

Ce sujet est trop intéressant pour
n'être pas traité un peu au long. Aux
autorités ci-dessus rapportées, j'en vais
joindre une troisième qui est encore
plus précise; c'est celle de feu M.
Guisard, qui s'est acquis de la réputation à Montpellier, dans le traitement des maladies vénériennes. Voici
comme il parle dans sa *Dissertation
pratique sur les maux vénériens,* 2ᵉ *édit.*

page 200. « Il eſt des gonorrhées qui
» laiſſent de grandes incommodités
» après elles, *comme un flux de ſemence*
» *preſque incurable*, des incontinences
» d'urine, des difficultés d'uriner, des
» carnoſités qui durent toute la vie ».

Il ne faut point s'imaginer que, par
ce flux de ſemence, l'Auteur entende
une ſimple atonie des vaiſſeaux excrétoires des glandes; il explique nettement ſa penſée, *p.* 203. « Celles,
» dit-il, qui ſont accompagnées de
» carnoſités, ne ſauroient être plus fâ-
» cheuſes. *Un flux de matière puru-*
» *lente qui ne tarit point*, une ordure
» continuelle, la peine que l'on ſouffre
» à rendre ſes urines, & la néceſſité
» qu'il y a de toujours garder une
» ſonde de plomb, prouvent aſſez clai-
» rement qu'il vaudroit en effet mieux,
» pour le malade, qu'il fût atteint d'une
» maladie vénérienne complette, dont
» il feroit ſûr de ſe voir bientôt dé-
» livré, que d'une gonorrhée d'autant
» plus incommode, qu'elle eſt longue,
» & qu'elle réſiſte ſouvent à tout. »

M. Guiſard, en s'expliquant auſſi
nettement, m'épargne la peine de dé-
duire, par des conſéquences tirées de
ſes

ſes principes ou de ſes obſervations, la preuve de la vérité que je veux établir. *Ce flux de ſemence preſque in-curable*, eſt nommé plus bas *un flux de matière purulente qui ne tarit point.* Or un flux de matière purulente qui ne tarit point, peut-il reconnoître une autre cauſe qu'un ulcère toujours ſubſiſtant?

Je ſuis en état de confirmer ces preuves, tirées des obſervations & des principes que les Praticiens les plus célèbres ont conſignées à la poſtérité, par des preuves que me fournit mon expérience. On juge, dit M. Aſtruc, Liv. III, C. IV, *qu'il y a des ulcères internes, par le pus qui ſort fréquemment de l'urèthre.* Si j'en fais donc ſortir de ce canal, il faut en conclure néceſ-ſairement qu'il y a ulcère. Or il eſt aiſé, je ne dis point aux perſonnes que je traite, mais à tous ceux qui veulent viſiter mes ſondes quand je les retire de l'urèthre, de s'appercevoir qu'elles ſont chargées de pus, en un ou plu-ſieurs endroits, ſelon qu'il y a un ou pluſieurs ulcères.

M. de la Faye décide formellement la queſtion dans ſes Remarques déja

citées. « J'ai ouvert, dit-il, des cada-
» vres de perfonnes qui avoient été
» traitées par cette méthode, (les
cauftiques & les fondes tranchantes)
» & j'y ai trouvé, dans le tiffu cel-
» lulaire de l'urèthre, des finus de
» la longueur de deux pouces ou en-
» viron, & qui s'étendoient vers la
» glande proftate fupérieure ; j'ai re-
» marqué que ces finus rendoient du
» pus, qu'ils étoient calleux, parfai-
» tement ronds, & affez grands pour
» qu'on y pût introduire une bougie,
» & que l'ouverture étoit fituée au
» même endroit que l'obftacle qui
» avoit caufé la rétention d'urine ; ce
» qui prouve que ces finus étoient de
» fauffes routes formées par les bou-
» gies chargées de cauftiques, ou par
» les fondes tranchantes. » M. de la
Faye ne réfoud pas la queftion de la
nature, vénérienne ou non, de ces ulcères ; mais il réfulte évidemment de
fes obfervations, qu'il peut fubfifter
pendant long-temps des ulcères dans
l'urèthre ; & c'eft tout ce que je demande, parce que j'ai fuffifamment
prouvé qu'ils doivent être de la nature de la caufe qui les a produits.

Les partifans du *relâchement* ou de *l'atonie des vaiffeaux* excrétoires des véficules féminales, ne fe rendront peut-être pas à l'évidence de ces raifonnemens. Ils pourront objecter *que mon remède, en picotant les parois des vaiffeaux fur lefquels il eft porté, en fondant par fon activité des liqueurs épaiffies dans leurs tuyaux, peut rétablir leur ton naturel, & tarir la fource d'un écoulement qui fera produit par leur relâchement.*

Avant que de répondre à cette objection, je crois devoir faire quelques réflexions fur l'action des toniques.

L'expérience, par malheur, ne nous apprend que trop l'infuffifance des remèdes toniques contre les maladies d'atonie. Mais d'où vient-elle, cette infuffifance ? De ce qu'on ne peut porter le remède fur la partie qui eft originairement attaquée ; de ce que ce n'eft que par la voie de la circulation que ces parties actives peuvent fe porter jufqu'à la caufe du mal. Or, les parties qui font les premiers principes de la tenfion des fibres, font entièrement hors du courant de la circulation ; mais, fuffent-elles au milieu de ce courant, la vertu des toniques, altérée par les différentes digeſtions qu'ils ont ſubi, le peu de leurs parties qui peut s'appliquer à l'endroit malade, ſont deux raiſons plus que ſuffiſantes, pour expliquer leur peu d'effet dans les maladies d'atonie.

Mais c'eſt tout autre choſe dans le cas dont il s'agit : tout le genre nerveux eſt bien diſpoſé ; il n'eſt uniquement queſtion que d'un vice local. On peut porter le remède ſur le mal même ; &, s'il y a des toniques aſſez actifs pour reſſerrer l'urèthre, de manière à former un obſtacle preſqu'inſurmontable aux cauſes qui procurent la ſortie de l'urine, on ne peut douter que ces mêmes remèdes n'aient une force ſuffiſante pour rendre le ton à quelque canal affoibli ou relâché ; & par conſéquent, de ce que les remèdes toniques ſont impuiſſans contre cette prétendue paralyſie, on eſt autoriſé à conclure que cette paralyſie eſt purement imaginaire ; & c'eſt la conſéquence que je tire du ſuccès infaillible de mon remède contre la prétendue paralyſie.

Après ces remarques générales, je

réponds que je ferois bien fâché que mon remède eût autant d'activité que les toniques que l'on a employés fans fuccès contre l'écoulement dont il s'agit : il feroit auffi pernicieux qu'il eft falutaire.

J'ajoute qu'il n'eft pas queftion de la poffibilité, quand il s'agit de faits, & que l'effet qu'il produit démontre qu'il n'eft point pris dans la claffe des toniques; car l'effet des toniques feroit d'empêcher celui de mon remède. En effet, c'eft réellement, en faifant recommencer l'écoulement originel de la gonorrhée, que mon remède agit; &, s'il eft quelquefois long-temps à mettre les humeurs en fuppuration, la cure en eft d'autant plus longue. Au refte, ce n'eft point au remède qu'il faut s'en prendre, c'eft à la nature des obftacles fur lefquels il agit, qni font plus ou moins difpofés à recevoir le mouvement fermentatif qui produit la fuppuration. Il peut donc divifer les liqueurs épaiffies dans les bords calleux des ulcères, & en conféquence, aider la vertu tonique ou fyftaltique des fibres à les faire fortir; mais ce n'eft point en les fortifiant ou

les refferrant, ce qui eft la manière
d'agir des toniques, c'eft en mettant
en fuppuration des humeurs épaiffies
dans les bords des ulcères, ou dans
les excroiffances fongueufes ou calleufes de l'urèthre, qui ne font, comme
je l'ai déja dit, que des ulcères qui
ont produit des végétations, lefquelles
ont formé fur la folution de continuité
une efpèce de croûte, qui fouvent in-
terrompt l'écoulement purulent. C'eft
cependant de la continuation de cet
écoulement que dépend la guérifon,
& fa fuppreffion produit les accidens
qui obligent d'avoir recours à moi,
& que je me crois feul, jufqu'à préfent, en état de guérir radicalement.

Or, de ce que mon remède n'agit
qu'en procurant une fuppuration, j'ai
droit d'en conclure l'exiftence précédente d'ulcères qui fourniffent le pus;
car, quand il feroit vrai que mon remède feroit cauftique, ce qui le ren-
droit propre à produire des ulcères,
il eft connu de tous les Praticiens qu'il
n'attireroit point une fuppuration auffi
promptement que le font mes fondes.
En effet, le premier effet des cauftiques eft de produire une efcarre, & ce

n'eſt qu'à la chûte de l'eſcarre que la
ſuppuration commence : or, la chûte
de l'eſcarre qu'ont produit les cauſtiques, eſt ſouvent l'ouvrage de pluſieurs jours ; mais elle ne l'eſt jamais
de peu d'heures ; au lieu qu'en trois
ou quatre heures au plus, & ſouvent
en moins de temps, mon remède met
en ſuppuration les corps étrangers qui
ſont dans l'urèthre. Mon remède n'a
donc rien de cauſtique, rien qui ſoit
propre à ulcérer les parties ſaines.

On ne ſera point ſurpris que je m'arrête à prouver que mon remède n'a
rien de cauſtique, quand on ſaura que
l'envie qu'excitèrent contre moi les
ſuccès que j'ai eus, a été aſſez enve-
nimée pour faire dire qu'il n'étoit pas
bien merveilleux que je trouvaſſe des
ulcères dans l'urèthre des malades qui
ſe mettent entre mes mains, puiſque
je les y faiſois naître. Quelqu'autoriſé
que je ſois, par la continuité de mes
ſuccès, à payer de mépris ces diſcours
auſſi calomnieux que contraires aux
idées de la bonne Chirurgie, & que
le meilleur moyen que j'ai employé,
& que je puiſſe employer à l'avenir,
pour m'en venger, ſoit de continuer

C iv

à me rendre utile à ceux qui ont besoin de mon ministère ; comme on ne
peut être trop délicat sur l'honneur,
je vais détruire sans ressource cette
pitoyable objection.

Il ne faut, pour y réussir, que rappeler au Lecteur ce que j'ai déja dit,
que je puisse laisser quatre heures, &
plus, si l'on veut, une sonde dans
l'urèthre d'une personne saine , d'où
elle sortira sans vestige de pus ; & que
la même sonde s'en chargera, si, en
sortant de cet urèthre, je la fais entrer dans un urèthre malade. J'en ai
dit la raison ; par conséquent ce n'est
pas ma sonde qui a causé l'ulcère ; car
il n'y a pas de raison pourquoi elle
n'agiroit pas sur un urèthre , tandis
qu'elle agit sur un autre.

Je prie le Lecteur de se rappeler
encore que j'ai dit au même endroit
que mes sondes ne se chargeoient de
pus, que dans leur partie qui répond
à la partie malade de l'urèthre. Comme, avant que de les introduire, j'i-
gnore quelle est cette partie malade,
je suis obligé d'étendre mon remède
sur toute la surface de la sonde ; si c'est
la sonde qui produit l'ulcère , je prie

qu'on me dife, car j'avoue que je n'en fais pas la raifon, pourquoi elle ne fort pas chargée de pus dans toute fa longueur; je demande encore pourquoi une nouvelle fonde que j'introduis le lendemain, s'en trouve chargée au même endroit feulement où l'étoit celle de la veille.

Ces raifonnemens font plus que fuffifans pour prouver que mes fondes ne forment point les ulcères de l'urèthre. Mais, pour ne négliger aucun avantage, je vais prouver qu'il eft impoffible que mes fondes produifent cet effet, & voici mon raifonnement. Il n'y a que les cauftiques qui puiffent produire des ulcères; donc, fuivant la fuppofition, mes fondes doivent être cauftiques. J'accorde encore, contre la vérité, que les cauftiques produifent une fuppuration fur le champ, au lieu d'une efcarre; c'eft donner à mes adverfaires tout l'avantage poffible. Malgré cela, il n'eft pas poffible que mes fondes foient cauftiques; car le tiffu de l'urèhtre eft d'une fenfibilité fi grande, que beaucoup de malades ont de la peine à fupporter le contact d'un corps étranger dans ce canal. Que feroit-ce donc, fi l'on y portoit un cauftique, même le plus doux qu'il feroit poffible d'imaginer? Quelles irritations fes fels âcres, qui ne peuvent jamais être parfaitement enveloppés ou émouffés, tant que le remède pourra fe dire cauftique, ne produiroient-ils pas? Comment les malades, à qui le contact d'un corps étranger dans l'urèthre eft quelquefois prefque infupportable, s'accoutumeroient-ils à mes fondes, comme il arrive à ceux qui font les plus fenfibles, fi elles étoient hériffées des pointes d'un cauftique? Car, qu'on y faffe réflexion, fi le cauftique a été affez adouci pour ne faire le premier jour qu'une impreffion légère, elle fera plus vive le lendemain, & fa vivacité augmentera à proportion que les introductions auront été multipliées. Concluons donc qu'il eft phyfiquement impoffible, je ne dis pas que mes fondes foient chargées de quelque cauftique, je dis qu'il entre quelque cauftique dans leur compofition; mais j'aurai encore occafion, par la fuite, de parler des cauftiques. Suivons les objections des partifans du relâchement des vaiffeaux.

J'ai dit, dans la Préface de ma première édition : *Puifqu'une gonorrhée récente, pour peu qu'elle s'irrite, confifte dans un ulcère de l'urèthre, pourquoi n'attribuerois-je pas la continuation de l'écoulement à la continuation de la même caufe ?* On me demande en conféquence, comment les ulcères, qui font répandus dans le canal de l'urèthre, ne cèdent pas à un traitement qui a fait difparoître tous ceux qui exiftoient dans les différentes parties du corps ?

Ma réponfe eft fort fimple. Il n'y a qu'à ouvrir tous les Auteurs qui ont écrit fur la gonorrhée ; on verra que, quand elle eft compliquée avec la groffe vérole, elle ne fe guérit pas par le grand remède, qui fait pourtant difparoître tous les ulcères qui exiftoient dans les différentes parties du corps. La même vérité fe trouve prouvée par plufieurs de mes obfervations. On y voit des malades effuyer jufqu'à trois fois les frictions mercurielles, fans que la gonorrhée en foit foulagée. De ce que je ne pourrois rendre raifon de ce phénomène , ferois-je autorifé à donner un démenti à tous ceux qui l'atteftent ? La différente ftruc

ture des parties, la différence des liqueurs que le virus affecte, d'autres
caufes qui nous font inconnues, produifent dans la nature bien d'autres
bizarreries apparentes, qui n'en font
pas moins réelles, quoique l'orgueil-
leufe Phyfique, qui prétend tout expliquer, s'attache à les faire regarder
comme des imaginations.

Mais, pour éviter tout foupçon que
l'intérêt perfonnel me détermine à
prendre ce parti, je vais propofer une
autre queftion à ceux qui me font
celle-ci ; & j'attendrai leur réponfe
pour en donner une plus phyfique.
Qu'ils me difent donc pourquoi le
grand remède ne guérit que très-rare-
ment les dartres vénériennes ? Car,
puifque le virus qui les produit & qui
les entretient, eft diffipé par une méthode convenable, on ne voit rien
qui en empêche une entière guérifon.
N'eft-il pas dans l'ordre de la nature,
que la caufe ceffant, l'effet ceffe de
même ? On guérit pourtant ces dartres
vénériennes, mais avec des remèdes
qui ne font point pris dans la claffe
de ceux qu'on regarde comme antivénériens. Pourquoi l'ulcère de l'urè-

thre ne feroit-il point auffi de nature
à ne pouvoir être détergé & confo-
lidé, que par des remèdes qu'on ne
range pas ordinairement dans cette
claffe ?

On peut me demander encore s'il
eft ordinaire d'obferver des ulcères
dans quelque partie du corps que ce
foit, entretenus fans de nouveaux progrès pendant l'efpace de dix, vingt,
trente années ? Il paroît, dira-t-on, difficile que ces ulcères fordides foient
placés dans le canal de l'urèthre, fans
en rétrécir le calibre, & procurer con-
féquemment quelque altération dans
le jet de l'urine; ce qui n'arrive cependant point aux malades attaqués
du prétendu ulcère. On peut appuyer
ces raifonnemens de l'autorité de M.
Aftruc, dont j'ai déja cité en ma faveur les paroles fuivantes, *que l'ulcère,
de léger & furperficiel qu'il étoit d'a-
bord, doit devenir néceffairement malin, fiftuleux & calleux ; que, loin
de pouvoir être détergé, il deviendra
chaque jour plus fordide, à caufe
qu'il eft continuellement arrofé d'une
femence purulente, & d'une urine
fort âcre.*

Quand il s'agit des matières de phy-
sique, les plus habiles font tous les
jours à l'école. Je pourrois me tirer
de cette difficulté, en difant que j'ai
démontré le fait, & que je ne fuis
point obligé d'en donner les raifons :
mais fi je n'ai pas l'avantage de les
connoître, je puis du moins faire fen-
tir des différences notables entre les
ulcères qu'on m'oppofe, & ceux de
l'urèthre qu'on leur compare. En effet,
un ulcère placé à l'extérieur du corps,
loin de trouver quelque foulagement
dans tout ce qui le touche, ne trouve
que des agens propres à l'entretenir :
c'eft le contact de l'air, le frottement
des corps environnans, le féjour continuel de la fanie, qui en caufent les
progrès. L'ulcère de l'urèthre eft à l'a-
bri de l'air ; il ne fouffre point de
compreffion de la part des corps voifins ;
la fanie qu'il rend eft continuellement,
ou du moins très - fouvent, détergée
par l'urine devenue d'une meilleure
qualité, puifque, de tous les fymptômes de la gonorrhée, il ne fubfifte
plus que l'écoulement : cet ulcère lui-
même eft devenu plus benin ; & on a
lieu de croire, puifque le pus qu'il

rend eſt un pus louable, qui n'a plus de teinture étrangère : donc cet ulcère ne doit point être ſoumis aux mêmes loix, que ceux qui ſont à l'extérieur. S'il reſte quelques parties âcres dans la ſanie qui en découle, elle ſe trouve empâtée par les ſucs mucilagineux que filtre une infinité de couloirs ; ce qui ne ſe trouve pas dans les différentes parties du corps qui peuvent être ulcérées. Il n'y a même point de doute, qu'il ne ſubſiſte toujours de ces parties âcres, puiſque les perſonnes attaquées de ce prétendu relâchement des vaiſſeaux, lorſqu'elles font quelques excès, ont des douleurs dans l'endroit où elles ſubſiſtoient dans le temps de leur gonorrhée.

Mais, ce qui achèvera de démontrer & de mettre en évidence, que l'ulcère en queſtion eſt toujours malin, c'eſt que l'action de mes ſondes venant à développer le ferment virulent, qui eſt comme engourdi dans la partie malade, l'écoulement reprend ſa couleur originaire ; c'eſt-à-dire, devient jaunâtre ou verdâtre ; & que les Malades qui ſont dans cet état, donnent la gonorrhée aux femmes qu'ils ont l'indignité d'abufer. J'ai des exemples d'hommes mariés, lefquels, bien prévenus par moi du danger auquel ils expoferoient leurs femmes, s'ils s'avifoient de leur demander le devoir conjugal, & ne pouvant s'en paffer, ont vu des filles à qui ils ont donné la chaude-piffe : preuve démonftrative que le virus n'étoit qu'affoupi, & non pas entiérement éteint.

On me demandera peut-être, comment il eft poffible qu'un homme qui a un ulcère vénérien, ne donne pas la gonorrhée à fa femme, & comment il fe fait qu'il la donne dans le temps qu'il fait ufage de mes remèdes?

Je réponds que ces ulcères fe recouvrent d'une mauvaife chair qui fuffit pour arrêter le paffage de la liqueur qui eft le foyer du virus vénérien, & que la femence ne fait que gliffer fur ce qui recouvre l'ulcère, & ne s'y arrête pas affez long-temps pour s'impregner du virus, ou d'une affez grande quantité de virus, pour infecter les parties qu'elle touche. Au refte, qui fait fi cette matière prétendue innocente, ne caufe pas aux femmes des accidens de différentes efpèces, qu'on n'a garde d'attribuer à cette cauſe ? Jamais les fleurs blanches n'ont été plus communes qu'elles le ſont aujour-d'hui. Elles le ſont plus dans la Capitale que dans les Provinces; & elles ſont très-rares dans les campagnes. Ne ſeroit-ce point la ſuite d'un virus vénérien dégénéré, qui, tranſmis des pères & mères aux enfans, auroit altéré la température des liqueurs, ou, peut-être même, le tiſſu des parties ſolides ? Cette idée ne m'eſt point particulière. Je puis m'appuyer de l'autorité de M. Col de Villars. Je tranſcris ici ce qui concerne cette matière, dans un paſſage que j'ai cité plus haut.

Si ce virus, dit-il, eſt lent, tardif & groſſier, ou s'il n'occupe que les glandes de l'urèthre, & qu'il n'ait pas eu le temps de ſe développer & de s'exalter, il ſe fixe & ſe concentre dans ces glandes; il les endurcit, & y reſte aſſoupi quelquefois un nombre conſidérable d'années, ſans cauſer aucun ſymptôme fâcheux, juſqu'à ce qu'échauffé, ou animé par quelque cauſe interne ou externe, il ſe mette en action, & produiſe des accidens particuliers, qu'on n'attribue preſ-

que jamais à leur veritable cauſe. **Tom.**
IV, page 207.

Seroit-il impoſſible qu'une ſemence
ainſi altérée, étant communiquée à la
femme, produiſît chez elle des altéra-
tions de liqueurs, qui cauſaſſent *des*
accidens particuliers qu'on n'attribue-
roit pas à leur véritable cauſe? N'eſt-il
pas même dans l'ordre de la nature,
que ces accidens ſe développent plus
tôt ou plus tard? Il ne faut donc point,
ſuivant M. Col de Villars, juger in-
nocent un écoulement de matière ſéminale, ſur le ſimple fondement, que,
pendant un nombre conſidérable d'années, il n'a cauſé aucun ſymptôme
fâcheux.

Maintenant il eſt aiſé de faire concevoir comment mes Malades donnent
la gonorrhée pendant l'uſage de mes
remèdes; c'eſt qu'ils exaltent & mettent en action le virus lent, tardif &
groſſier, qui étoit aſſoupi dans les
glandes de l'urèthre.

Terminons cet article, qu'on trouvera peut-être trop long, par une obſervation qui achève de prouver qu'il
peut ſubſiſter, & qu'il ſubſiſte réellement pendant long-temps, des ulcè-

res dans l'urèthre ; c'eſt que les Malades qui ont, ce qu'on appelle un relâchement de vaiſſeaux, ont la partie qui fournit l'écoulement extrêmement ſenſible au contact de mes ſondes, toutes molles qu'elles ſont ; preuve certaine qu'il y a ſolution de continuité, & par conſéquent ulcère. Car des chairs fongueuſes ne peuvent être auſſi ſenſibles, & des cicatrices dures & calleuſes, au lieu de pécher par trop de ſenſibilité, devroient plutôt pécher par le défaut oppoſé.

Du reſte, qu'importe au fond que la matière de l'écoulement provienne d'ulcères, ou de toute autre cauſe qu'on voudra ſuppoſer ? C'eſt une maladie dégoûtante & incommode ; maladie dont la continuité n'eſt point du tout indifférente au Malade, puiſqu'elle attaque les principes de la vie ; car, comme l'obſerve M. Aſtruc, *Tome III, page 199* : « Si l'écoulement de » ſemence eſt abondant, il épuiſera » peu à peu la partie ſpiritueuſe & » balſamique du ſang, & cauſera l'a- » maigriſſement, la phthiſie & le *Ta- » bes Dorſalis*, tout de même que » dans ceux qui s'épuiſent avec les

» femmes : » cette maladie eſt jugée incurable par tous les Praticiens ; cependant elle cède à l'efficacité de mes remèdes. Les Malades doivent donc ſe réjouir de ce que j'ai trouvé une méthode, qui les garantit de tous les accidens dont M. Aſtruc les menace ; & peu doit leur importer quelle en eſt la cauſe, puiſque je ſuis ſûr de la détruire. Mais il eſt beaucoup plus intéreſſant pour eux qu'on puiſſe y réuſſir, ſi elle eſt vénérienne, puiſque, outre les accidens détaillés dans le paſſage de M. Aſtruc que je viens de citer, ils ſont expoſés à tous ceux qui s'enſuivent des ulcères vénériens. Qui ſait même, ſi l'amaigriſſement, la phthiſie, le *Tabes Dorſalis*, ne viennent pas autant du reflux du virus du ſang, que de la trop grande déperdition de la matiere ſéminale ?

Je viens enfin au cinquième article.

Le gonflement du Vérumontanum.

CINQUIÈME CAUSE.

V. Nous avons aſſigné pour cinquième cauſe de la difficulté d'uriner

vénérienne, le gonflement confidérable du vérumontanum, qui devient
fquirrheux. La réalité de cet accident
eft atteftée par M. Col de Villars, qui
s'en explique de la manière fuivante,
Cours de Chirurgie, Tom. IV. p. 219.
« Il peut encore arriver dans les an-
» ciennes gonorrhées, accompagnées
» d'ulcères, ou dans celles qui font
» renouvelées, ou imprudemment ar-
» rêtées par des injections ftyptiques,
» que le vérumontanum foit excorié,
» tuméfié, endurci, fquirrheux, &
» forme un obftacle au cours de l'urine.»
. Il eft aifé de voir comment cette
éminence eft expofée à tous les accidens dont nous venons de parler. Elle
eft au fond de la cavité de la portion
de l'urèthre, qui eft enfoncée dans le
corps des proftates. Elle eft percée
dans fa portion poftérieure par deux
petits trous pour l'ordinaire, quelquefois par un feul, rarement par trois.
Ce font les orifices des canaux excrétoires des véficules féminales. Les parties latérales poftérieures du vérumontanum font environnées de quatre,
cinq ou fix trous rangés en croiffant;
& ces trois trous font les orifices des

canaux excrétoires des proftates. Or il n'y a point de doute que ces canaux, de même que ceux des véficules féminales, ne foient très-fouvent le fiège de la gonorrhée virulente, & qu'étant ainfi pleins de virus & ulcérés, ils ne corrompent leurs liqueurs à mefure qu'elles y paffent.

(*a*) Le vérumontanum fe trouve donc abreuvé de la matière de l'écoulement virulent, tant intérieurement, qu'extérieurement. Il n'eft donc point étonnant qu'il foit fujet à tous les accidens dont nous avons fait l'énumération. Auffi M. Aftruc, *Liv. III. Ch. 4, pag. 214.* met-il au nombre des fix caufes de la ftrangurie habituelle, connue par l'ouverture des cadavres de ceux qui font morts de cette maladie, *le vérumontanum confidérablement*

(*a*) Il eft très-rare que le corps propre des véficules féminales ou des proftates foit infecté & ulcéré ; & quand cela arrive, je regarde cet accident comme incurable. Et fi j'ai dit, dans quelques obfervations, tant des premières éditions de cet Ouvrage que dans celle-ci, que le fiège de la maladie étoit dans les véficules féminales ou dans les glandes proftates, c'eft toujours de leurs canaux excrétoires que j'ai eu deffein de parler.

gonflé, qui produit dans l'urèthre une tumeur contre nature ; & , ajoute-t-il, *pag. 218 :* « on ne sauroit nier que le
» vérumontanum ne soit souvent rou-
» ge, tuméfié & enflammé, dans une
» gonorrhée considérable & rebelle ;
» & que, si l'on néglige de résoudre
» l'inflammation, & de déterger les
» ulcères, comme on le néglige tou-
» jours dans les gonorrhées que l'on
» supprime par des injections astrin-
» gentes, il ne dégénère enfin en ver-
» rue ou excroissance fongueuse, cal-
» leuse, squirrheuse, ulcérée à sa su-
» perficie qui se gonfle plus ou moins
» par plusieurs différentes causes, & qui
» met un obstacle continuel au passage
» de l'urine ; mais pourtant un obsta-
» cle susceptible de plusieurs varia-
» tions. » Nous expliquerons, en un autre endroit, ce que c'est que ces variations, & leur cause ; passons au sixième article.

L'endurcissement des prostates ou des vésicules séminales.

SIXIÈME CAUSE.

VI. Nous avons dit qu'il y a diffi-

culté d'uriner, toutes les fois qu'il y
a endurciſſement, ſquirrhe ou calloſité des proſtates, ou des veſicules ſéminales ; & cette vérité n'a pas beſoin
de preuves. Ces parties touchent trop
immédiatement le col de la veſſie ou
le commencement du canal de l'urèthre, pour qu'elles puiſſent acquérir
une groſſeur contre nature, ſans cauſer un étranglement de ces canaux. Ré-
duiſons-nous donc à prouver le fait.

« Par la longueur & la multipli-
» cité des gonorrhées, les glandes de
» Cowper, & les proſtates peuvent
» être attaquées d'ulcères fiſtuleux,
» devenir calleuſes, ſquirrheuſes, fon-
» gueuſes, augmenter de volume, &
» comprimer l'urèthre qu'elles em-
» braſſent. » (Cette doctrine de M.
Col de Villars, *loco citato*, eſt auſſi
celle que M. Aſtruc donne avec plus
d'étendue dans le paſſage ſuivant.)
« Dans toute eſpèce de gonorrhée,
» dit-il, dans l'endroit cité plus haut,
» les proſtates ou les véſicules ſémi-
» naires, ou les unes & les autres en
» même temps, ſont enflammées ou
» ulcérées. S'il arrive donc qu'elles
» aient déja été viciées par des go-
» norrhées

» norrhées précédentes, ou qu'on né-
» glige les remèdes convenables, il
» eſt évident que les progrès du mal
» produiront des ulcères calleux &
» fiſtuleux dans ces parties, qui en
» augmenteront le volume, & qui par-
» là donneront lieu à la compreſſion
» de l'urèthre, & formeront des obſ-
» tacles plus ou moins grands à la
» ſortie de l'urine. »

Je vais appuyer cette doctrine de quelques obſervations tirées du Mémoire préſenté à M. de Garelli.

David Porſol mourut d'iſchurie à Léopolſtadt, & fut ouvert en ma préſence le 15 janvier 1730, par M. Almocre, très-habile Lithotomiſte de Vienne. Je lui fis remarquer, en ſoufflant dans les canaux excrétoires des véſicules ſéminales, qu'ils étoient très-durs & fort calleux; ce qui le ſurprit beaucoup, parce qu'avant cette ouverture il ne penſoit pas que cette cauſe fût dans la nature.

Et pourquoi ne ſe formeroit-il pas des callofités aux véſicules ſéminales, puiſqu'elles ſont tous les jours attaquées d'ulcères? J'en donnois dans le Mémoire dont je parle, un exemple

D

frappant, que je crois devoir rapporter ici.

Le 4 janvier 1726, M. le Comte P...... frère du Préſident du Grand Conſeil de Vienne, me fit l'honneur de me conſulter ſur une gonorrhée qui duroit depuis un an, malgré bien des remèdes. Il eſt vrai qu'il ne s'étoit pas fort ménagé, & que trois ans auparavant il avoit eu une pareille maladie qui avoit duré ſix mois, au bout deſquels il ſuintoit encore quelque humidité. Depuis ce temps, de fois à autre l'urine ſortoit à deux branches, & moins groſſe qu'à l'ordinaire. Ayant ſondé le malade, je lui trouvai aux véſicules ſéminaires un ulcère fiſtuleux, que je l'aſſurai ne pouvoir être guéri que par ma méthode; ce que l'inſuffiſance des remèdes dont il avoit uſé, ſous la conduite des perſonnes qui s'étoient fait le plus de réputation dans le traitement des maladies de galanterie, lui perſuada ſans peine. Il me donna ſa confiance, & fut parfaitement guéri en un mois. Je renvoie ſur la vérité de cette hiſtoire au témoignage du Préſident P.....

La première des deux obſervations

fuivantes prouve que les proftates deviennent calleufes, comme les véficules féminales, & la feconde qu'elles
deviennent fiftuleufes.

M. le Baron G....... Lieutenant
Colonel du Régiment de Philippi in-
fanterie, fut pris tout-à-coup d'une
rétention d'urine. Il m'envoya chercher, & me dit qu'il s'appercevoit
depuis un an que le fil de fes urines
diminuoit ; mais qu'il n'y avoit ni
douleur, ni écoulement, & que la
caufe occafionnelle de fon accident
étoit une débauche de table qu'il avoit
faite deux jours auparavant. Je le fon-
dai le 15 juin 1729 : je trouvai le canal de l'urèthre fort libre jufqu'aux
glandes proftates, & je remarquai
des cicatrices calleufes, qui s'étoient
tellement gonflées, qu'elles intercep-
toient le paffage de l'urine. Je le mis
à l'ufage de mes remèdes, & il fut
guéri en peu de temps. Ce fait étoit
de la connoiffance de M. le Général
Ladriani, l'un des Seigneurs à qui M.
de Garelli confeilla de fe confier à mes
foins, après lui avoir rendu compte
de ma doctrine au fujet de la ftrangurie vénérienne.

D ij

Le 12 du mois de janvier 1730,
M. le Médecin Colli , premier Médecin de l'Hôpital des Espagnols noirs
à Vienne , bien persuadé de la bonté
de ma méthode par un nombre de
guérisons dont il avoit été témoin,
m'engagea de l'accompagner chez M.
M.... Conseiller de Sa Majesté Impériale, logé dans le Carloftros. Il étoit
au lit, fort affoibli des douleurs que
lui causoit depuis plusieurs jours une
ftrangurie cruelle. Il me dit en abrégé
qu'il avoit été attaqué de plusieurs
gonorrhées , & que depuis deux ans
il n'avoit aucune sorte d'écoulement,
mais des difficultés d'uriner si grandes , que , malgré tous ses efforts , il
ne rendoit l'urine que goutte à goutte,
& qu'elle se supprimoit même au
moindre excès. L'ayant sondé, je trouvai une excroissance squirrheuse aux
canaux excrétoires des glandes prostates , sans aucune exulcération , ou
autre vice dans le reste du canal de
l'urèthre. Je proposai au malade de
faire usage de mon remède; à quoi il
se détermina , de l'avis de M. Colli ;
& il n'eut pas lieu de s'en repentir.
Mais ce ne fut que deux mois après

qu'il recouvra une santé parfaite, dont il jouiſſoit, dans le temps que mon Mémoire fut préſenté, comme le malade & M. Colli étoient en état de le certifier. Nous ne nous arrêterons pas plus long-temps ſur cet article, qui ne paroît d'ailleurs conteſté par perſonne. Nous ferons auſſi fort courts dans le ſuivant.

Les fongoſités des proſtates & des véſicules ſéminales.

SEPTIÈME CAUSE.

VII. Nous avons aſſigné pour ſeptième cauſe de la difficulté d'uriner vénérienne, les proſtates ou les véſicules ſéminales devenues fongueuſes, ſpongieuſes, qui ont acquis une diſpoſition prochaine à ſe gonfler à la moindre occaſion.

On a vu, dans le paſſage de M. Col de Villars que nous venons de citer, qu'il reconnoît comme réelle la fongoſité des glandes de Cowper & des proſtates. M. Aſtruc eſt du même ſentiment; car voici comme il s'expli-

que à la fuite du paffage que nous venons d'extraire : « S'il arrive au con-
» traire que les véficules féminaires
» ou les proftates, aient leurs cavités
» profondément rongées par le pus,
» & qu'on ne les déterge pas avec
» foin , les vides que ces ulcères y
» auront fait , feront bientôt remplis
» de plufieurs *fongus* ou champignons,
» d'une chair molle , rare & fpon-
» gieufe , comme on fait qu'il en croît
» quelquefois dans les ulcères fordi-
» des & calleux ; par-là les proftates
» & les véficules féminaires , fe trou-
» vant gonflées , prefferont l'urèthre
» qui les touche, plus ou moins forte-
» ment, fuivant que les excroiffances
» fongueufes qui les rempliffent, feront
» plus ou moins gonflées & dilatées. »

Non-feulement M. de la Faye, *loco
citato*, reconnoît pour caufe de la difficulté que l'on trouve à introduire la
fonde dans les ifchuries vénériennes,
*le gonflement ou l'inflammation de la
glande proftate*, qui rétrécit le col de
la veffie, mais il donne le diagnoftic
de cet accident. *On trouve alors*, dit-
il , *au col de la veffie une réfiftance confidérable, parce qu'alors le col eft auffi*

enflammé. C'est en ce cas qu'il faut que la sonde dont on se sert soit aussi menue qu'il est possible, pour qu'elle puisse passer. Voilà donc encore la septième cause de la difficulté d'uriner mise au-dessus du soupçon.

Les concrétions particulières.

HUITIÈME CAUSE.

VIII. La huitième est, selon moi, la formation de quelque concrétion particulière, qui diminue le diamètre du canal de l'urèthre ; & je me suis trouvé fondé à l'ajouter à celle qu'admet M. Astruc, par rapport à une observation que j'ai faite ici d'une concrétion calculeuse, qui s'est formée dans un ulcère gonorrhoïque, creusé près la fosse naviculaire. Cette observation se trouve dans les précédentes éditions.

Suites des Gonorrhées virulentes mal guéries.

Tant qu'il n'y a qu'une simple difficulté d'uriner peu considérable, non-feulement le malade n'a pas recours aux Chirurgiens , mais il ignore fouvent le danger qui le menace. Auffi eft-il conftant , par plufieurs de mes obfer-vations , qu'on n'en eft quelquefois averti que par une attaque d'ifchurie, ou de fuppreffion totale d'urine, qui annonce une difpofition très-prochaine à la ftrangurie habituelle ; & il eft très-aifé de concevoir comment les mala-des font les dupes de leur état ; car il faut qu'il fe faffe une diminution fenfible du fil des urines , pour qu'ils s'en apperçoivent lorfque cette excré-tion fe fait fans douleur. Ils ne favent pas , ou ils n'examinent pas par quelle raifon ils font plus de temps à vider leur veffie ; & , comme il eft dans la nature de l'homme de fe flatter , ils s'imaginent que c'eft parce qu'elle eft plus remplie que de coutume , ou que quelque caufe qui paffe leur portée, gêne le paffage de l'urine. Cependant, qu'en cet état le fang vienne à fe por-ter plus que de coutume vers les parties malades, ou que ces parties viennent à être irritées par une urine un peu trop âcre , comme il arrive à l'occa-fion de quelque excès que ce puiffe être, les obstacles du canal se gonflant tout d'un coup, interceptent totalement le passage de l'urine, & le malade est attaqué d'une ischurie qui est communément moins maligne que celle qui survient dans le cours d'une strangurie habituelle, parce que les obstacles, n'ayant point encore acquis un volume fort considérable, reviennent assez aisément à leur premier état. Au reste, ce n'est pas l'ordinaire que la strangurie habituelle soit annoncée par l'ischurie. Voici sa marche & son progrès.

« On a, dit M. Col de Villars, *loco*
» *citato*, de fréquentes envies d'uri-
» ner ; cependant l'urine ne sort que
» comme un fil, quelquefois fourchu,
» ou on ne la rend que goutte à goutte,
» & avec de grands efforts. Si dans
» cet état le malade s'échauffe, fait
» quelque débauche, ou quelque faute
» dans le régime, la strangurie peut dé-
» générer en ischurie ou suppression
» totale. »

M. Astruc, *Liv. III, chap. 4, pag.*
211, entre dans un plus grand détail.
« Quand on a eu, dit-il, plusieurs
» gonorrhées, & des gonorrhées opi-

» niâtres, ou mal traitées, on eſt or-
» dinairement ſujet, dans la ſuite, à
» une ſtrangurie habituelle, dans la-
» quelle l'urine, au lieu de couler à
» plein canal, & d'un cours égal &
» uniforme, ne coule que par un petit
» filet, qui ſe partage ſouvent en deux,
» & même qui s'arrête ſouvent tout
» court; dans laquelle l'urine, loin
» de jaillir comme à l'ordinaire, ſort à
» peine lentement & goutte à goutte,
» malgré les efforts que l'on fait; dans
» laquelle enfin il eſt impoſſible de
» retenir long-temps l'urine, parce
» que l'irritation fréquente qu'elle
» cauſe ſur le col de la veſſie, oblige
» de piſſer preſqu'à tous momens. Ces
» accidens ſont ſupportables tant qu'ils
» ſont médiocres; mais ſi le vin, le
» commerce des femmes, les exerci-
» ces, comme celui d'aller à cheval,
» les veillées, les alimens chauds, les
» paſſions violentes, viennent à les
» augmenter, le périnée s'échauffe, de-
» vient douloureux & dur, la ſtran-
» gurie ſe change en iſchurie ou réten-
» tion d'urine, &c. »

Les malades n'attendent pas à s'inquiéter de l'évènement de leur mala-

die, que la ftrangurie ait atteint le dernier période ; ils ne peuvent plus douter du trifte fort qui les menace, quand le fil de l'urine eft fenfiblement diminué, & qu'il diminue tous les jours. Il eft rare dans ces circonftances, qu'on ne cherche point à prévenir par les remèdes, les progrès d'un mal qui n'annonce qu'une fuite non interrompue de douleurs, & des révolutions qui mènent aux portes de la mort, à laquelle on n'échappe pas toujours. Je ferai voir dans un moment combien les remèdes employés jufqu'à moi, font peu sûrs & infuffifans ; & mes raifonnemens fe trouveront confirmés par mes obfervations.

Il eft dans l'ordre qu'avant d'entreprendre la cure d'une maladie quelconque, on commence par connoître fa caufe. Or, fi la guérifon radicale dépend de cette connoiffance, quelle efpérance peuvent concevoir les malades? Il n'y a qu'à écouter M. Aftruc à la *page* 227.

Diagnoftic de maladies vénériennes de l'urèthre.

« Quant aux caufes conjointes, dit-il,

» qui entretiennent actuellement la
» maladie, c’eſt-à-dire, quant à la na-
» ture & à la qualité des obſtacles qui
» occupent l’urèthre, ce ſont des cho-
» ſes ſi obſcures, qu’on ne peut avoir
» là-deſſus que de ſimples conjectures.
» Ainſi, lorſqu’il ſort à la ſuite de
» l’urine un peu de matière purulente
» ou ſanieuſe, on a raiſon de conclure
» que les obſtacles ſont du genre de
» ceux qui ſuppurent, & que par con-
» ſéquent ce ſont des carnoſités qui
» ſuppurent, ou des ulcères calleux
» dans l’urèthre, ou des abcès & des
» fiſtules dans les proſtates ou dans les
» véſicules ſéminales, calleuſes, ſpon-
» gieuſes, ſuppurées, &c. Au con-
» traire, lorſqu’après l’urine il ne ſort
» rien, ou qu’il ne ſort que quelque
» peu de mucoſité, on peut inférer que
» les obſtacles ne ſont pas du genre
» de ceux qui ſuppurent, & qu’ainſi ce
» ſont ou des cicatrices trop dures, ou des
» carnoſités, ou le vérumontanum en-
» durci, ou les proſtates ſquirrheuſes.
» Si l’on rend pluſieurs gouttes de pus,
» & des gouttes aſſez groſſes, qui faſ-
» ſent ſouvent des taches à la chemiſe,
» ce ſera un ſigne que cette quantité

» de pus ne vient pas de quelques ul-
» cères légers & fuperficiels dans l'u-
» rèthre, ni de fimples carnofités, qui
» ne peuvent fournir tant de pus, mais
» qu'elle vient des proftates même
» ou des véficules féminales ulcérées,
» fuppurées & fiftuleufes, comme on
» ne pourra point en douter, fi la ré-
» gion du périnée, où font fitués ces
» réfervoirs, fe trouve un peu tumé-
» fiée, ou du moins qu'en la preffant
» on y caufe une douleur fourde &
» profonde.

» Enfin, en fondant avec les ména-
» gemens convenables, on pourra quel-
» quefois connoître, ou du moins
» foupçonner la nature & la qualité
» des obftacles qui arrêtent le cours
» de l'urine, en obfervant la qualité de
» l'humeur qui s'attache au bout de la
» fonde. On s'affurera du moins par-là,
» du nombre, de la fituation, du vo-
» lume, de la groffeur, largeur & dif-
» tance refpective de ces obftacles,
» comme auffi du degré d'étrangle-
» ment qu'ils caufent dans l'urèthre ;
» ce qui peut fervir tant pour le pro-
» noftic, que pour le traitement de la
» maladie. »

Insuffisance des Diagnostics ordidinaires.

Voilà, sans contredit, tout ce qu'on peut dire de mieux sur le diagnostic des maladies vénériennes de l'urèthre, quand on n'a, pour les distinguer, que les lumières que la pratique a fournies jusqu'aujourd'hui ; mais quelles foibles ressources, quand un Praticien aussi célèbre que M. Astruc dit *que ce font des chofes fi obfcures, qu'on ne peut avoir là-deffus que de fimples conjectures !* quand il ajoute qu'*en fondant avec les ménagemens convenables, on pourra quelquefois connoître, ou du moins foupçonner la nature ou la qualité de l'obftacle qui arréte le cours de l'urine !* Il faut donc que le Praticien aille toujours à tâton ; c'est donc un hafard qui conduira la cure. Quel guide pour attaquer des maux qui menacent la vie, foit en épuifant le fang de fes parties balfamiques, foit en procurant des accidens qui peuvent devenir funeftes en peu d'heures, & qui conftamment produifent des douleurs cruelles, dont la violence ne peut qu'augmenter ! La trifte reffource pour les Malades ! Plus on aura de ménagement en employant la fonde, (je fuis pourtant bien éloigné de les condamner; j'en prouverai même la néceffité par des raifons démonftratives) moins dans certains cas elle pourra fournir de lumières. En effet, fi l'obftacle le plus confidérable qui arrête la fonde, & qu'on ne peut point forcer, fe trouve au commencement de l'urèthre, quelle lumière donnera-t-elle fur tous ceux qui font au-delà, comme il s'en trouve fouvent ? Ajoutons, pour donner une jufte idée de l'état déplorable où les Malades fe font trouvés réduits jufqu'à ce jour, que, quand on auroit connu exacte-ment les vices de l'urèthre, on n'a jamais eu l'avantage de connoître les remèdes propres à les détruire. Je pourrois me difpenfer d'entrer ici dans le détail des preuves de cette trifte vérité. Il n'y a qu'à ouvrir tous les Traités de la gonorrhée, ou, pour ne point s'écarter fi loin, lire mes Obfervations ; on y verra des remèdes de toute efpèce, qui n'ont prefque jamais eu de fuccès, ou qui ne l'ont jamais eu que paffager ; mais l'intérêt du public demande que je parcoure les différentes méthodes dont on s'eſt ſervi juſqu'à moi. Avant pourtant que de faire cette analyſe, je crois devoir donner, d'après les plus célèbres Auteurs, & mes propres Obſervations, l'hiſtoire de l'iſchurie qui eſt la ſuite de la ſtrangurie dont je viens de parler.

Deſcription de l'iſchurie vénérienne.

« Si dans cet état, dit M. Col de
» Villars, *loco citato*, le Malade s'é-
» chauffe, fait quelques débauches,
» ou quelque faute dans le régime, la
» ſtrangurie peut dégénérer en iſchu-
» rie ou ſuppreſſion d'urine, & être
» ſuivie d'accidens fâcheux, tels que
» la fièvre, la léthargie, le vomiſſe-
» ment urineux, l'inflammation de la
» veſſie, & autres ſymptômes produits
» par une trop grande plénitude ; &
» une diſtenſion exceſſive de ce viſ-
» cère, & par le reflux de l'urine dans
» la maſſe du ſang.

» Ces accidens (de la ſtrangurie)
» ſont ſupportables, tant qu'ils ſont
» médiocres, dit M. Aſtruc, *page 212*
» du *3ᵉ vol.* ; mais ſi le vin, le coin-

» merce des femmes, les exercices,
» comme celui d'aller à cheval, les
» veilles, les alimens chauds, les paf-
» fions violentes, viennent à les aug-
» menter, le périnée s'échauffe, de-
» vient douloureux & dur, la ftrangu-
» rie fe change en ifchurie ou réten-
» tion d'urine. C'eft inutilement que
» l'on veut uriner, & que l'on fait les
» plus grands efforts; on ne rend rien,
» ou l'on rend feulement quelque peu
» d'une matière muqueufe, pituiteufe
» & purulente. La veffie, trop pleine
» & trop gonflée, devient doulou-
» reufe, & eft menacée d'une inflam-
» mation prochaine. Il furvient des vo-
» miffemens qui ont une odeur uri-
» neufe; enfin, il ne manque aucun
» des fymptômes que caufe l'ifchurie.

» La maladie dure plus ou moins
» de temps fur le même pied, fuivant
» le degré de la caufe qui la produit,
» le tempérament du Malade, le mau-
» vais état de l'urèthre & des parties
» voifines, & le fuccès des remèdes
» qu'on emploie, jufqu'à ce que cette
» violence diminuant peu à peu, l'u-
» rine commence à couler par petites
» gouttes interrompues, qui devien-

» nent enfuite plus groffes & plus fré-
» quentes, & qui forment enfin un
» petit filet continu.

» Alors les parties ceffent d'être
» tendues; &, la réfolution s'avan-
» çant, il coule quelquefois goutte à
» goutte, pendant un ou deux jours,
» une matière muqueufe, pituiteufe,
» purulente, fanieufe, &c. »

M. Aftruc expofe encore la même
doctrine à peu près dans les mêmes
termes à la *page* 224 ; il ajoute feulement ces mots remarquables : « Il
» fortira même alors avec l'urine quel-
» que gouttes de mucofité ou de pi-
» tuite, fi les obftacles ne font qu'en-
» flammés, & quelques gouttes de pus
» ou de fanie, s'ils font *fuppurés* &
» ulcérés.

» La rétention qui fuccède à la dif-
» ficulté d'uriner fera très-dangereufe,
» fi elle dure long-temps, parce que
» le regorgement de l'urine dans le
» fang, fon interruption en divers en-
» droits du corps, l'inflammation de
» la veffie trop gonflée, la gangrène
» qui fuit cette inflammation, &c. ne
» peuvent pas manquer de mettre le
» malade dans le plus preffant danger,

» à moins que la nature ou l'art ne
» donne promptement iſſue à l'urine.
» *P. 230.* » Auſſi meurt-on de cet accident, comme beaucoup d'obſervations en font foi.

La deſcription de l'iſchurie que
donne M. de la Faye, *loco citato*, n'eſt
pas moins terrible.

« L'urine retenue totalement dans
» la veſſie, de quelque façon que ce
» puiſſe être, cauſe en peu de temps
» beaucoup d'accidens très-fâcheux.
» Il paroît au-deſſus des os pubis une
» tumeur étendue & douloureuſe. On
» ſent auſſi, en portant le doigt dans
» le fondement, une tumeur ronde. La
» preſſion que la veſſie fait ſur les par-
» ties voiſines, ſa diſtenſion y produit
» en peu de temps l'inflammation. Le
» malade ſent une douleur inſuppor-
» table dans toute la région hypogaſ-
» trique; il a des envies continuelles
» d'uriner; il s'agite, il ſe tourmente,
» & tous ſes efforts deviennent inu-
» tiles. Bientôt il ne peut reſpirer qu'a-
» vec difficulté; il a des nauſées, la
» fièvre ſurvient, ſes yeux, ſon viſage
» s'enflamment; &, s'il n'eſt ſecouru
» promptement, il ſe forme quelque-

» fois en peu de temps au périnée un
» dépôt, soit purulent, soit gangré-
» neux, soit urineux. Quelquefois l'in-
» flammation entière du périnée se ter-
» mine par suppuration, quelquefois
» par pourriture & gangrène; & dans
» les deux cas l'urine, après avoir
» percé le col de la vessie ou le com-
» mencement de l'urèthre, s'épanche
» & se mêle avec le pus. Tous ces ac-
» cidens sont suivis de la mortification
» des parties voisines de la vessie. »

Je me serois fait un devoir de rapporter ces différentes descriptions de
l'ischurie, quand ce ne seroit que pour
faire voir comment les divers points
de vue font envisager différemment
les objets; mais la description que fait
M. Astruc ne laisse rien à desirer du
côté du médicinal, & celle de M. de
la Faye du côté du chirurgical.

Voici les accidens de la rétention
d'urine qui tourmentoit le malade,
dont l'histoire fait la première observation de ma première édition. « La
» difficulté d'uriner dégénéroit sou-
» vent en attaque d'ischurie ou de
» suppression totale; la fièvre s'allu-
» moit alors; le bas-ventre devenoit

» tendu ; les inquiétudes étoient ex-
» trêmes ; l'urine, en refoulant vers
» la maffe, fe jetoit fur différens vif-
» cères, ou fe répandoit fur toute l'ha-
» bitude ; les naufées, les vomiffe-
» mens, les langueurs, les affoupiffe-
» mens, les délires, & mille autres
» accidens plus alarmans les uns que
» les autres, mettoient toujours le ma-
» lade dans un danger imminent de
» périr. Il auroit effectivement fuc-
» combé à la violence de ces attaques,
» fi la vigueur du tempérament & la
» force de la jeuneffe n'avoient fup-
» pléé à l'inutilité des remèdes. »

Pour peu que l'on connoiffe les loix
de l'économie animale, on fentira que
la rétention d'urine, caufée par des
obftacles dans le canal, doit fouvent
entraîner des accidens beaucoup plus
fâcheux, que celle qui eft produite
par des maladies propres à la veffie &
aux reins ; car, dans ces dernières,
il n'y a fouvent d'accidens que ceux
qu'occafionne le reflux de l'urine dans
le fang, ou ceux que produit la communication des nerfs des uretères & des
reins avec d'autres parties ; au lieu que
dans la première il y a néceffairement

plénitude de la vessie , irritation de ce corps membraneux, lequel est très-sensible , tiraillement des uretères , irritations de la substance des reins ; & par conséquent il y a plus d'accidens dans la difficulté d'uriner dont je parle , que dans celle qui est produite par l'inflammation des reins & des uretères. D'où je conclus que mon remède est plus utile que ne le seroient ceux qui soulageroient ou guériroient les maladies propres des uretères & des reins.

Ceux dont l'objet a été le soulagement ou la guérison des difficultés d'uriner , produite par les embarras de l'urèthre , peuvent se diviser en deux classes. La première comprend ceux qui remédient à l'ischurie , lesquels ne sont que palliatifs ; & la seconde comprend ceux qui ont été employés contre la strangurie vénérienne; & de ceux-ci les uns sont regardés comme curatifs , & les autres comme simplement palliatifs. Commençons par les remèdes qu'on emploie communément contre l'ischurie.

Remèdes de l'ischurie.

« Si cette maladie est accompagnée
» d'inflammation, dit M. Col de Vil-
» lars, *p. 219*, il faut saigner le malade
» du bras, promptement & copieuse-
» ment; appliquer au périnée des cata-
» plasmes émolliens, adoucissans & ra-
» fraîchissans; ordonner des émulsions
» faites avec les semences froides,
» celle de pavot blanc, de jusquiame,
» & le sirop de nymphæa; prescrire
» une tisane de racine de guimauve,
» de nénuphar, de semence de lin &
» de réglisse, dont le malade boira
» modérément, crainte d'augmenter
» la quantité de l'urine; enfin, re-
» commander une diète très-exacte.
» Si, malgré ces précautions, l'ischurie
» survient, que la vessie soit excessive-
» ment pleine, qu'elle soit menacée
» d'atonie, d'inflammation, de gan-
» grène, qu'il y ait des vomissemens
» urineux, une léthargie & autres ac-
» cidens funestes, on introduira, sans
» différer, la sonde creuse dans la
» vessie, après avoir fait une injec-
» tion dans l'urèthre avec de l'huile

» d'amandes douces, pour le lubré-
» fier. On a souvent bien de la peine
» à faire entrer la sonde dans un ca-
» nal si rétréci ; il faut l'insinuer avec
» légéreté , avec adresse , avec pa-
» tience, crainte de percer l'urèthre ,
» ou de le blesser. On court moins de
» risque à sonder par-dessus le ventre
» avec une sonde à simple courbure.
» Quoiqu'il sorte quelques gouttes de
» sang, pourvu qu'on ne fasse point
» trop de douleur, ni trop d'efforts,
» on ne doit pas s'en effrayer. Si la
» sonde peut parvenir jusqu'à la vessie,
» & que l'urine sorte, tous les acci-
» dens cessent bien vîte. On ne se
» servira que d'une sonde percée par
» les deux bouts, & point œilletée à
» son extrémité ; car, s'il se trouve
» quelque chair molle ou fongueuse
» dans l'urèthre , elle pourroit s'en-
» gager dans les yeux de la sonde.
» On aura soin de laisser cette sonde
» dans la vessie, jusqu'à ce que les
» symptômes soient calmés, & que
» l'urine puisse sortir d'elle-même avec
» facilité.

» S'il est absolument impossible de
» sonder le malade, & que cependant
» il

» il foit dans un danger évident de
» perdre la vie, on ne fera point de
» difficulté d'introduire une fonde can-
» nelée dans l'urèthre le plus avant
» qu'il fera poffible, de faire une in-
» cifion à ce conduit avec le lithotome
» fur la cannelure de la fonde vers fon
» extrémité, & de faire entrer par
» l'ouverture une fonde droite dans la
» veffie, & même d'en venir à la
» ponction au périnée avec le tro-
» car, fuppofé qu'il n'y ait point
» d'autre reffource. Il vaut mieux ten-
» ter un remède extrême, capable de
» fauver le malade, que de l'abandon-
» ner à fon malheureux fort. L'opé-
» ration faite, on laiffera la fonde
» droite ou la canule dans la veffie,
» jufqu'à ce que l'inflammation & les
» autres fymptômes foient diffipés.
» Enfuite on détergera, on incarnera,
» & on cicatrifera la plaie comme à
» l'ordinaire; enfin on purgera plu-
» fieurs fois le malade, avec une tein-
» ture de caffe & de manne dans le
» petit-lait. »

Ce paffage fournit une ample matière
à réflexions. Il eft évident, comme je
l'ai déja remarqué, que tous les fecours

que l'Auteur indique font purement
palliatifs; ils ne mettent par conféquent point à l'abri du retour du cruel
accident de l'ifchurie. Auffi voit-on
dans mes Obfervations un malade en
être attaqué deux fois en vingt-quatre
heures; ils ne mettent donc point la
vie du malade en sûreté. Combien,
par conféquent un remède, tel que le
mien, ne leur feroit-il pas préférable, quand il ne feroit que palliatif,
puifque je fais dans un moment, fans
embarras & fans douleur, ce qu'une
fuite longue de remèdes ne fait qu'avec
peine, en tourmentant le malade pref-
qu'auffi cruellement que les accidens
de la maladie? Mais renfermons-nous
dans l'examen du paffage cité.

Tous les remèdes internes & topiques que l'on confeille, ne font que
des relâchans & des émolliens, qui
ne réuffiffent que quand le gonflement
des obftacles n'eft pas affez confidérable pour réfifter à leur effet. Mais que
dirons-nous de cette tifane dont on
conferve l'ufage, qui ne peut produire
l'effet pour lequel elle eft donnée, qu'à
proportion de la quantité qu'on en boit,
& dont on ne doit pourtant boire que

modérément, de crainte d'augmenter
la quantité de l'urine ? Quelle déplorable reſſource, qu'un remède qui ne
peut qu'augmenter le mal, s'il n'opère
très-promptement, & qui eſt de nature à ne pouvoir le faire ! Pour-
ſuivons.

Si les accidens de la ſuppreſſion d'u-
rine ſont menaçans pour la vie du malade, il faut avoir recours à la ſonde
creuſe, après avoir lubréfié l'urèthre
avec une injection d'huile d'amandes
douces.

Mais juſqu'où pénétrera cette injection, ſi le gonflement des obſtacles
eſt tel qu'il empêche l'urine de couler ?
La force du piſton de la ſeringue ſera-
t-elle capable de ſurmonter la réſiſtance
de ces obſtacles qui ne cèdent point
à l'effort de tous les muſcles du bas-
ventre ? Si l'injection pénétroit juſqu'au col de la veſſie, pourquoi l'u-
rine, que dans ces circonſtances j'ap-
pellerois volontiers par oppoſition,
une injection univerſelle, ne pourroit-
elle point ſe faire jour ? Concluons donc
que l'injection d'huile ne paſſera pas,
& que le canal ne ſera pas lubréfié.

Maintenant, ſi une liqueur, comme

l'huile d'amandes douces ou l'urine, ne peut fe faire jour, comment un corps auffi épais qu'une fonde y réuffira-t-il, fur-tout s'il eft certain *qu'il faut l'infinuer avec adreffe, avec légéreté, avec patience, de crainte de percer l'urèthre ou de le bleffer ?* précautions indifpenfables, & fouvent trop négligées. Plufieurs de mes malades, non-feulement ont perdu quelques gouttes de fang, ce qu'on pourroit attribuer au déchirement de quelque carnofité, auquel cas, comme le remarque M. Col de Villars, le mal n'eft pas grand, quoique c'en foit toujours un ; mais ils ont perdu beaucoup de fang, parce qu'on avoit fait faire une fauffe route à *l'algalie.* Or cet accident produit, indépendamment de l'augmentation de la douleur, un furcroît d'embarras ; car, le fang étant un fluide vifqueux, & qui fe coagule fort aifément, l'urèthre fe remplit de caillots, qui tiennent de la nature du fluide dont ils font compofés ; caillots par conféquent tenaces, & qu'il eft bien difficile de faire fortir de l'urèthre, aux parois duquel ils font adhérens. Cependant, autant de temps employé à les détacher, autant de temps perdu pour la cure de l'accident principal & le plus preſſant; autant de prolongement de douleurs, & par conſéquent autant de pas faits vers une inflammation mortelle; que dis-je ? vers la mort. Il m'a fallu ſix heures entières pour débarraſſer l'urèthre d'un malade, qui fait l'objet d'une de mes obſervations. Quelle progrès une maladie, de la nature de celle dont je parle, ne fait-elle pas dans un temps ſi long ? Que de douleurs cruelles un malade n'eſſuie-t-il pas ? Heureux, par conſéquent, celui qui tombe entre les mains d'un Chirurgien prudent, lequel, loin de s'irriter des obſtacles, & en conſéquence, d'aimer mieux les forcer que de céder à la néceſſité, ne perd jamais de vue ce principe dicté par la prudence, *qu'il faut inſinuer la ſonde avec adreſſe, avec légéreté, avec patience !* qu'il faut, dis-je, *l'inſinuer.* Qu'on pèſe bien toute la force de ce terme, que l'Auteur modifie encore, en ajoutant *avec adreſſe, avec légéreté, avec patience.* Qu'il faut *l'inſinuer,* ſans être jamais aſſez téméraire pour rien forcer, puiſque la violence ne fait qu'augmenter les douleurs, que l'infinuation de la fonde ne rend déja que plus vives ; qu'augmenter l'inflammation, qu'on a pourtant deffein de calmer ; que caufer des déchiremens qui peuvent devenir par la fuite de nouvelles caufes d'ifchurie, en produifant dans l'urèthre des cicatrices qui deviendront un jour de nouveaux obftacles au paffage de l'urine.

A propos de quoi, me dira-t-on peut-être, vous étendre fi fort fur les précautions que demande l'introduction de la fonde, puifque vous vous annoncez comme l'inventeur d'un remède qui en rend l'ufage inutile ?

Il eft vrai que mon remède eft de ce genre ; je le dis avec confiance, parce que nombre d'obfervations en font foi (*a*) ; mais tout le monde n'eft point à portée d'en ufer ; & par con-

(*a*) Cela n'eft pourtant vrai que des obftacles fongueux, que l'efficacité de mes fondes furmonte tout d'un coup ; car, quand il s'agit de cicatrices calleufes, je fuis obligé de commencer par les ramollir ; ce qui ne demande pas un temps fort long de la manière que je m'y prends, & pour lors mes fondes agiffent fur eux comme fur les fongofités.

féquent il eft intéreffant pour le Public que tout le monde fache comment il faut employer les fecours qui peuvent y fuppléer, du moins pour un temps, & mettre les malades en état de venir me trouver, ou de s'adreffer à ceux à qui j'aurai bien voulu confier mon remède, après les avoir fuffififamment inftruits de la manière de l'adminiftrer, fans quoi il pourroit devenir fort nuifible. On pourroit me faire la même objection au fujet de l'examen que je fais des autres fecours employés dans la pratique ordinaire ; & la réponfe que je donne ici fervira une fois pour toutes. Je reprends mon analyfe.

« Si l'on ne peut, ajoute M. Col
» de Villars, infinuer l'algalie, il faut
» introduire dans l'urèthre une fonde
» cannelée, le plus profondément qu'il
» fera poffible ; faire une incifion fur
» la canelure de la fonde, & faire
» entrer, par l'ouverture, une fonde
» droite daus la veffie. »

J'avoue franchement que je ne comprends pas bien quel fecours on peut tirer de cette opération ; car, fi l'algalie n'a pu furmonter un obftacle qui s'eſt trouvé dans l'urèthre, la ſonde cannelée ne fera pas mieux ; elle reſtera donc en-deçà. Comment, dans ce cas, introduira-t-on une ſonde droite dans la veſſie ? Ne peut-il pas même arriver, & n'arrive-t-il pas tous les jours, que les obſtacles qui arrêtent la ſonde par leur gonflement, ſont multipliés, & par conſéquent que, quand la ſonde eſt arrêtée par le premier qu'elle rencontre, il y en a encore pluſieurs autres qui l'arrêteroient, ſi elle pouvoit y parvenir ? Dans ces cas il eſt encore plus impoſſible de faire entrer une ſonde droite dans la veſſie. Cette opération eſt donc en pure perte pour remédier à l'iſchurie actuelle ; & c'en eſt aſſez pour la proſcrire. Mais une autre raiſon qui nous la feroit rejeter, c'eſt la crainte de ſes ſuites, c'eſt-à-dire, de la cicatrice que produira néceſſairement l'inciſion, en ſe conſolidant, qui, comme je l'ai déja remarqué, peut former un jour de nouveaux obſtacles au paſſage de l'urine, en rétréciſſant le diamètre du canal. Je ne trouverois d'utilité dans l'opération conſeillée que dans un ſeul cas ; c'eſt lorſque l'obſtacle n'eſt pas

bien profond : mais, au lieu de faire
l'incifion entre le gland & l'obftacle,
il faudroit la faire entre l'obftacle & la
veffie : par cette opération, l'urine s'é-
couleroit fans avoir recours à la fonde;
& l'on pourroit tenir la plaie ouverte
jufqu'à ce qu'on eût trouvé le moyen
de détruire l'obftacle, ou du moins de
l'affaiffer par les fecours dont nous par-
lerons plus bas, au cas que le Malade
ne fût point à portée de faire ufage de
mon remède. Mais le cas que je propofe eft le moins fréquent. Car, les
ifchuries viennent plus communément
d'obftacles placés dans la profondeur
de l'urèthre, que d'obftacles placés en-
deçà; ainfi l'opération que j'indique
eft le plus fouvent impraticable.

Il ne refte pour-lors de reffource,
que dans la ponction au périnée; remède que M. Col de Villars qualifie
d'*extrême* à jufte titre, remède qu'on
ne doit tenter que pour ne point abandonner un malade à fon malheureux
fort, remède même que je puis dire
peu fûr : car, comme c'eft un remède
extrême, c'eft auffi à la dernière extrémité qu'on y a recours; & les accidens ont alors fait tant de progrès,

qu'il n'eſt point étonnant qu'il ne
procure au malade qu'un ſoulagement
paſſager, qui ne fait qu'adoucir les
horreurs de la mort que cauſe indu-
bitablement la gangrène des parties
enflammées ; gangrène qui ne ſe fait
pas long-temps attendre, à raiſon de
leur extrême ſenſibilité.

Ce malheur eſt arrivé à Paris ſous
mes yeux. Le 17 ſeptembre 1742, je
fus appelé en conſultation dans la Cour
du Grand-Conſeil, pour le ſieur Pezé,
Huiſſier. Je trouvai dans la maiſon M.
Planes, Chirurgien de Saint-Côme,
qui me fit l'expoſé de la maladie pour
laquelle j'avois été mandé, & me dit
qu'il avoit ſeulement été appelé le
jour précédent, & qu'il avoit con-
ſeillé ſur le champ de me faire venir.
J'examinai le malade, que je trouvai
dans la ſituation la plus triſte, avec
des accidens d'une rétention d'urine
totale, cauſée par des carnoſités. Après
des tentatives inutiles pour le ſoulager,
je conſeillai de prier M. Foubert, Chirurgien ordinaire du Roi en ſa Cour
de Parlement, de venir. Il vint, & fit
auſſi tout ce qu'on peut faire en pareil
cas ; mais le trop long ſéjour de l'u-

rine dans la veſſie y avoit cauſé la gangrène, auſſi bien qu'aux parties voiſines; & rien ne put ſauver le Malade,
qui mourut peu de temps après; ce
qu'il auroit pu éviter, s'il avoit ſuivi
le conſeil d'un de ſes amis que j'a-
vois traité d'une pareille maladie, qui
lui avoit expreſſément dit de s'adreſſer
à moi plus tôt que plus tard.

Cette vérité ſe trouve encore prouvée évidemment par l'obſervation des
deux ſoldats morts dans l'Hôpital de
Palerme, que j'ai rapportée dans mes
premières éditions, & par l'obſervation ſuivante.

Le nommé Triomphe, Maître Cor-
donnier à Turin, fut attaqué d'une
iſchurie, que ceux qui avoient ſoin
de lui combattirent par tous les remèdes imaginables. Comme ils ne pro-
curoient aucun ſoulagement, ils réſo-
lurent d'en venir à la ponction; mais
il étoit trop tard, la veſſie étoit en-
flammée; & le ſphacèle qui ſuccéda
à l'inflammation, termina la vie du
Malade peu d'heures après l'opération.
Il auroit évité ces malheurs, s'il avoit
ſuivi le conſeil d'un de ſes amis, qui
vouloit l'engager, deux mois aupara-

vant, à se mettre entre mes mains. Mais à force de différer, il fut surpris d'une rétention totale, qui lui devint funeste.

Il suit de ces observations, qu'on ne peut trop tôt remédier à la strangurie vénérienne, & qu'il ne faut pas attendre trop long-temps à faire la ponction au périnée, s'il n'y a pas moyen de procurer autrement la sortie de l'urine.

Si la ponction au périnée peut donc être de quelque utilité, il ne faut pas attendre la dernière extrémité pour la faire, tant pour épargner aux Malades les douleurs inséparables de l'ischurie, que pour ne point perdre le fruit principal de cette opération, qui est la conservation de la vie. J'observerai seulement que cette plaie doit être traitée avec beaucoup d'attention, de crainte qu'elle ne reste fistuleuse; ce qui causeroit au Malade des incommodités & des désagrémens, qui le rendroient insupportable aux autres & à lui-même.

M. Col de Villars n'est point le seul Auteur qui parle de cette opération; &, ce qu'il y a de surprenant, c'est que dans le temps qu'il la qualifie de *remède extrème*, qu'on doit pourtant *tenter*, pour tâcher de fauver la vie aux Malades, un Auteur célèbre & judicieux en parle avec éloge. Voici, en effet, ce qu'en dit Palfin, *Anat. Chirurg. Part. II. Chap.* 22.

« Au lieu de fe fervir, dans la cure
» des gonflemens de l'urèthre, de bou-
» gies chargées de ces fortes de mé-
» dicamens confomptifs & cathéréti-
» ques, au moyen defquels on n'ob-
» tient fouvent qu'une cure palliative,
» M. Collot faifoit une incifion au pé-
» rinée, un peu moins grande que celle
» qu'on eft obligé de faire pour l'ex-
» traction de la pierre de la veffie.
» L'on tire de cette incifion trois
» principaux avantages, qui font les
» fuivans.

» 1°. On empêche ainfi le féjour
» de l'urine, qui ceffe auffi-tôt que
» cette incifion eft faite, de s'échapper
» par les ouvertures fiftuleufes, & de
» molefter la veffie par fon féjour,
» ayant une iffue libre par l'ouverture
» du périnée.

» 2°. On peut alors faire avec beau-
» coup de facilité des injections dans

» la veffie, pour la nettoyer de fes
» immondices, déterger les ulcères,
» & diffoudre les fongus qui peuvent
» s'y rencontrer.

» 3°. Cette ouverture donne lieu
» de paffer dans l'urèthre un féton
» chargé d'un médicament fondant &
» déterfif, en l'engageant dans l'extré-
» mité de l'algalie, que l'on introduit
» par l'ouverture naturelle de l'urè-
» thre jufqu'à l'incifion du périnée;
» enforte qu'en retirant cette algalie
» hors de l'urèthre, le féton engagé
» dans ces trous fuit néceffairement;
» & il eft facile d'en attacher un autre
» chaque jour, à qui l'on fait toujours
» traverfer la même route, jufqu'à ce
» que les excroiffances abfolument
» fondues & diffoutes, & les ulcères
» détergés & cicatrifés, laiffent à l'u-
» rine un libre paffage par fon canal
» ordinaire; après quoi l'on permet à
» l'ouverture faite au périnée de fe
» réunir, comme l'on fait à celle qui
» a fervi à l'extraction de la pierre. Il
» eft clair que ce traitement eft beau-
» coup plus sûr que celui qui fe fait
» au moyen des bougies. »

Analyfons ce paffage; il le mérite :

je le ferai fans m'affujettir à un ordre
différent de celui que la fuite des raifonnemens de l'Auteur m'indique.

Dans la cure des gonflemens de l'u-
rèthre, M. Collot faifoit l'opération de
la boutonnière ; il n'employoit donc
pas la fonde pour faire l'incifion. Car,
ou le diamètre de l'urèthre étoit obftrué
par les gonflemens, ou il ne l'étoit pas :
au dernier cas, il feroit abfurde de
faire inutilement une opération dan-
gereufe ; au premier, l'introduction
de la fonde eft impoffible. N'eft-ce pas
beaucoup rifquer, à moins que d'être
extrêmement verfé dans l'anatomie de
la partie, que de porter le lithotome
dans la veffie, fans le fecours de cet
inftrument ? Je laiffe cette queftion à
décider à ceux qui font au fait de l'o-
pération de la pierre. Ces deux opérations ne diffèrent que dans l'objet. Concluons que l'une & l'autre demandent
la main d'un Chirurgien expert ; & le
trouve-t-on toujours ?

Le premier avantage que Palfin
voit dans l'opération eft évident. Car
l'urine, trouvant une iffue libre par
l'ouverture du périnée, enfilera plutôt
ce chemin que celui des fiftules, qui

réſiſtent communément à la ſortie de l'urine; mais je ne conviens pas de même du ſecond avantage. Je ne connois point la néceſſité des injections dans la veſſie, dans le cas des fiſtules qui ne ſont cauſées que par l'effort de de l'urine ſur le périnée, où elle a d'abord produit un dépôt, que l'écoulement continuel de l'urine a rendu fiſtuleux. Il ſuffit de rendre libre la ſortie de l'urine par une autre voie, pour que ces fiſtules ſe conſolident d'elles-mêmes, puiſque c'eſt elle ſeule qui les entretient par ſon ſuintement.

Je ne ſais pas ce que c'eſt que les immondices de la veſſie, dont parle l'Auteur. S'il entend les glaires qui ſortent quelquefois en aſſez grande quantité, elles ne ſont que l'effet des contractions de la membrane interne de la veſſie, irritée par le ſéjour de l'urine qui exprime en abondance la mucoſité des glandes deſtinées à lubréfier; expreſſion qui ceſſe en même temps que l'irritation, & qui ne demande point de traitement particulier, comme le prouve la Lettre de M. Boyer, rapportée dans mes précédentes éditions.

Quant aux ulcères de la veffie, s'il y en a, ce qu'on ne devine pas avant l'opération, (ceci foit dit auffi des fongus) ils ne doivent pas déterminer à la faire, puifque, s'il eft poffible de les guérir, il fera auffi aifé de les déterger par des injections faites par le canal de l'urèthre, dès qu'il fera une fois nettoyé.

Je conçois bien quel peut être l'effet d'un féton chargé d'un médicament propre à fondre & déterger, quand on penfe comme moi, que les gonflemens qui produifent l'ifchurie vénérienne, font caufés par des carnofités & des ulcères dans le canal de l'urèthre, pourvu toutefois que le féton foit chargé de médicamens appropriés à la nature du mal; ce que perfonne n'a découvert avant moi : mais je ne conçois pas de quel ufage peuvent être des médicamens fondans & déterfifs, pour guérir de fimples gonflemens de l'urèthre, occafionnés, felon l'idée des Adverfaires des carnofités, par des cicatrices ou par des vaiffeaux variqueux, comme Palfin & d'autres le fuppofent. D'ailleurs, de quelle utilité fera la ponction ou l'incifion au périnée, dans l'idée de traiter les vices de l'urèthre par un féton chargé des médicamens les plus convenables, fi l'on ne peut l'introduire au moyen de la fonde creufe, comme il arrivera toutes les fois que l'urèthre fera entièrement bouché, ou par des excroiffances, ou par des varices conftantes & durables, qui s'oppofent continuellement à l'entrée de la fonde? Je demande encore quelle néceffité il y a de faire l'incifion au périnée, pour pouvoir introduire ce féton? Si l'on connoît des médicamens propres à opérer la guérifon des vices que l'on a deffein de corriger, il n'y a qu'à les introduire par l'ouverture naturelle de l'urèthre. Il eft vrai qu'ils ne guériront pas auffi promptement, que s'ils étoient appliqués fur toute l'étendue du mal, parce qu'ils ne feront appliqués qu'à fa partie tournée vers l'orifice naturel du canal; mais avec la patience on vient à bout de tout, quand les armes propres à attaquer l'ennemi ne manquent pas: auffi eft-ce la méthode que je fuis. Plufieurs de mes obfervations prouvent que mes fondes n'entrent d'abord que de quelques lignes; mais, mès remèdes fondant de jour en jour la partie viciée à laquelle ils touchent, en conséquence mes fondes pénètrent tous les jours plus profondément ; & enfin l'obſtacle cède entièrement à leur efficacité, &, leur laiſſant le paſſage libre, permet à mon remède de s'appliquer à toute l'étendue du mal. Je ſuis donc fort éloigné d'admettre la conféquence de Palfin, que le traitement qu'il conſeille eſt beaucoup plus ſûr que celui qui ſe fait au moyen des bougies. En effet, cela n'eſt vrai que de celles qui ſont chargées de conſomptifs ou de cathérétiques, que je ſuis fort éloigné de regarder avec lui comme propres quelquefois à produire une cure radicale, & non de celles qui portent ſur le mal le ſeul remède qui ſoit capable de le guérir, tel qu'eſt celui que j'ai eu le bonheur de découvrir. Au reſte, on ne peut raiſonnablement m'oppofer le jugement de Palfin, puiſque cet Auteur n'a parlé que des méthodes connues juſqu'à lui : comme on ne peut m'oppofer ſon adhéſion au ſentiment des Adverſaires des carnoſités, après que j'en ai fait voir & toucher à une infinité de perſonnes de la profeſſion, qui m'ont vu panſer les maladies qui ſont les ſujets de pluſieurs de mes obſervations ; auſſi ne me ferois-je pas ſoucié de répondre au ſentiment de Palfin, ſi je ne voulois lever juſqu'au moindre ſcrupule.

M. de la Faye, dans ſes Remarques ſur les Opérations de Dionis, parle auſſi de la néceſſité de la ponction, ou de l'inciſion de la veſſie. Quoique ce ſoit en termes moins avantageux que Palfin, il ſuffit qu'il regarde ces triſtes expédiens comme néceſſaires, ne fût-ce même que rarement, pour faire ſentir tout l'avantage de ma découverte.

« Le col de la veſſie, dit-il, eſt quel-
» quefois ſi reſſerré par ſon inflamma-
» tion, que même après avoir employé
» tous les remèdes dont on vient de
» parler, on ne peut pas encore y faire
» paſſer une ſonde. On eſt obligé alors
» de faire à la veſſie une ponction avec
» un trocar un peu plus long, & plus
» gros que celui dont on ſe ſert ordinai-
» rement dans la paracentèſe. Par ce
» moyen on évacue les urines, & on
» fait ceſſer la compreſſion des parties
» voiſines de la veſſie ; ce qui diminue

» ordinairement l'inflammation, & per-
» met peu de temps après l'introduc-
» tion de l'algalie.

» Pour la faire au périnée, on place
» le Malade sur son lit dans une situa-
» tion à peu près semblable à celle où
» on le mettroit si l'on le vouloit tail-
» ler. M. Tolet, excellent lithotomiste,
» la faisoit à côté du raphé, dans le lieu
» où l'on taille par le grand appareil,
» & avec un trocar différent des autres,
» & dont il donne dans son livre la
» description.

» Nuck conseille aussi de la faire dans
» ce même endroit ; mais quelques au-
» tres Auteurs, comme Juncker, veu-
» lent qu'on la fasse dans l'endroit où
» l'on fait l'opération de la taille par
» l'appareil latéral. Cette dernière mé-
» thode paroît préférable à l'autre,
» parce que la vessie étant alors fort
» étendue, se jette sur le côté, & peut
» être facilement percée avec le trocar,
» sans qu'on craigne de blesser l'urè-
» thre ni le col de la vessie, ni les pros-
» tates, ni le rectum.

» M. Dionis conseille de faire la
» ponction en ce même lieu, mais avec
» un instrument différent, (c'est une

eſpèce de ſcalpel pointu & long de
quatre ou cinq pouces.) » Il faut obſer-
» ver que cette opération ne convien-
» droit pas, s’il y avoit quelque dépôt
» au périnée, s’il falloit détruire quel-
» ques duretés formées dans le canal,
» ou s’il falloit faire ſuppurer les proſ-
» tates.

Il ajoute plus bas : « Les ſaignées
» promptement faites, les bains, les la-
» vemens émolliens & les cataplaſmes
» ne font quelquefois aucun effet : en ce
» cas, il faut abſolument avoir recours
» à la ponction, ou à l’inciſion au pé-
» rinée. La ponction eſt la plus douce
» des deux opérations ; il faut néan-
» moins quelquefois lui préférer l’inci-
» ſion. Si l’inflammation & le gonfle-
» ment variqueux du tiſſu de l’urèthre
» font les ſeules cauſes de la rétention,
» on fait la ponction avec le trocar dans
» l’endroit déja preſcrit ; mais s’il y a
» dans le canal & au périnée des duretés
» & des calloſités, on fait l’inciſion.
» Par cette dernière opération, on fa-
» cilite la fonte des duretés du canal &
» du périnée, ce que la ſimple ponction
» ne fait point. Il eſt auſſi abſolument
» néceſſaire de faire l’inciſion, lorſque

» les délais ou l'ufage des bougies char-
» gées de cauftiques, ont occafionné un
» dépôt urineux ou gangréneux au pé-
» rinée. Si la gangrène a gagné le fcro-
» tum, on coupe, comme on l'a deja
» prefcrit, toute la pourriture, fans
» crainte de caufer aucun accident,
» en découvrant les tefticules. MM.
» Guerin & Morand l'ont fait plufieurs
» fois avec fuccès. On remédie par-
» là à deux chofes à la fois, à la gan-
» grène & à la rétention.

» Outre les duretés & les callofités
» du canal, dit enfuite M. de la Faye,
» fouvent la glande proftate fupérieure
» fe gonfle & fe durcit; il fe forme quel-
» quefois, le long du canal, une fufée
» fquirreufe, & au périnée des tumeurs
» de la même efpèce, d'où elle femble
» prendre naiffance. La femence, dans
» le temps de l'éjaculation, au lieu de
» fuivre la route du canal, remonte
» quelquefois, & tombe dans la veffie;
» ce qui femble venir de quelque bride
» qui fe trouve devant le vérumonta-
» num. Les gonorrhées virulentes, la
» mauvaife qualité des urines, l'inflam-
» mation qui fuit ordinairement les ré-
» tentions d'urine, & fouvent l'ufage

» des bougies enduites de cauftiques,
» font les caufes de tout ce défordre.
» Lorfque les chofes font portées à cet
» excès, rien ne peut guérir, ni même
» foulager les Malades, que l'incifion
» au périnée. »

Parlant enfuite de la manière de faire
cette opération : « Le Malade, dit-il,
» eft fitué de la même manière que pour
» l'opération de la taille au grand appa-
» reil. On introduit une fonde cannelée
» dans la veffie, fi on le peut, ou du
» moins auffi avancée dans l'urèthre
» qu'il eft poffible pour fervir de guide.
» Les bourfes ferrées par un aide, on
» incife avec un lithotome ordinaire,
» à côté du raphé, & fur la cannelure
» de la fonde, fi elle eft affez avancée;
» & l'on fe conduit comme dans l'opé-
» ration de la taille. Si l'on ne peut faire
» l'incifion fur la fonde, cette opéra-
» tion eft beaucoup plus difficile. Le
» Chirurgien, obligé de travailler fans
» guide, doit fe bien repréfenter la
» ftructure & la pofition des parties fur
» lefquelles il opère. Si, après avoir
» fait l'incifion aux tégumens, il ne
» peut parvenir à ouvrir l'urèthre, il
» y introduit un trocar dont la canule
» eft

» est fendue ; & , à la faveur de sa
» fente, il porte un bistouri pour faire
» une incision à cette partie, après
» avoir ôté le trocar. MM. Petit &
» Morand ont pratiqué cette méthode
» avec succès.

» Si l'on ne peut introduire la sonde
» assez avant dans l'urèthre pour servir
» de guide, on peut alors porter à l'en-
» droit où finit l'incision de la taille la-
» térale, un trocar avec sa cannule fen-
» due, & glisser le long de cette fente
» qui sert de cannelure, la pointe d'un
» bistouri pour faire une incision suffi-
» sante. On fait l'incision au milieu des
» duretés ; on emporte celles qui sont
» extérieures, en coupant le moins de
» chair que l'on peut ; on coupera dans
» l'incision la fistule & les callosités
» qui l'accompagnent , & même la
» glande prostate, si elle est dure &
» squirrheuse , & s'il est possible d'y at-
» teindre. »

On peut voir dans cet Auteur le pan-
sement de cette plaie, qui est étranger
au sujet que je traite ; mais il n'en est
pas de même des réflexions que la comparaison de ma méthode avec celle de
M. de la Faye, fait naître naturelle-

F

ment. Il n'y a plus de néceffité de faire ni ponction ni incifion au périnée. Que de douleurs fauvées aux Malades ! que d'embarras épargnés aux Chirurgiens ! Combien une méthode auffi douce que la mienne n'eft-elle point préférable au terrible délabrement qui étoit quelquefois néceffaire, puifqu'elle fond les callofités, les fquirrhes de tous les canaux excrétoires de l'urèthre, qu'elle confolide parfaitement les fiftules, & fait fortir les urines par les voies naturelles ? A Dieu ne plaife cependant que je faffe un crime à M. de la Faye & aux autres grands Chirurgiens qu'il cite, d'avoir fuivi la méthode qu'il indique !

M. Aftruc traite, fuivant fon ufage, avec beaucoup plus d'étendue que les Auteurs précédens, ce qui concerne la cure de l'ifchurie ; c'eft ce qui nous oblige à n'en donner que l'extrait. Voici le précis de fa doctrine, *Liv. III*, *chap.* 4, *page 231.*

1°. Il faut brufquer les faignées du bras, autrement on n'y feroit plus à temps dans une maladie fi rapide. 2°. Nourrir le Malade fort légèrement, pour diminuer l'abondance du fang.

3°. Faire fur le périnée des fomenta-tions émollientes, & baigner cette partie & les environs. 4°. Donner beau-coup de lavemens de même qualité, animés de temps en temps avec la caffe, pour empêcher la liqueur de pénétrer dans les vaiffeaux, en même temps qu'on relâche. 5°. Faire boire médio-crement de la tifane, afin de délayer le fang & de l'adoucir, fans trop aug-menter la quantité d'urine. 6°. Il pré-fère le demi-bain, dont il a parlé, au bain entier, parce qu'il fait fur les par-ties malades le même effet, fans aug-menter la fécrétion de l'urine. 7°. Il veut qu'on aide la fuppuration par des cataplafmes émolliens & maturatifs, appliqués fur le périnée, fi quelques gouttes de pus échappées de l'urèthre, annoncent que l'inflammation fe réfout par cette voie. 8°. Il ordonne, au cas que l'opiniâtreté de l'inflammation pro-duife des accidens confidérables, d'en venir à la fonde qu'on introduira, non à l'aveugle & violemment, de peur d'augmenter confidérablement & de faire fuppurer une inflammation qui fe feroit peut-être terminée heureufement par la réfolution, mais avec douceur

& dextérité, en avançant peu-à-peu; après avoir lubréfié le canal de l'urèthre avec injection d'huile d'amandes douces, ou de mucilage de graine d'herbe aux puces, sans s'épouvanter de la sortie de quelques gouttes de sang pendant l'introduction; & il veut qu'on laisse la sonde dans la vessie jusqu'à ce que l'inflammation soit terminée, ou par la résolution, ou par la suppuration, & que l'urine sorte librement. 9°. Au cas que l'on ne puisse introduire l'algalie dans la vessie, il conseille l'incision du périnée, afin qu'on puisse introduire dans cette cavité une sonde de femme, qui, étant droite & plus courte que celle d'hommes, sera par ces raisons bien plus aisée à manier en tous sens, & entrera bien plus facilement dans l'urèthre, comme une longue expérience l'a appris. Si ce moyen réussit, ajoute-t-il, il faut laisser cette sonde dans la vessie, &c. 10°. Au cas que ce dernier moyen ne puisse réussir, il en faut venir à la ponction au périnée, faite avec le trocar. Il vaut mieux employer un remède douteux, que de laisser périr le Malade sans secours. Les suites de ce remède ont peu de danger , puifque les plaies qu'on a faites par-là à la veffie , peuvent fe guérir affez facilement. Il faut laiffer la canule dans la veffie, &c. 11°. Dès que l'urine coulera, ou que l'inflammation aura confidérablement diminué , il faut purger le Malade avec le petit-lait & la caffe , pour entraîner doucement les parties âcres & falées que l'urine peut avoir laiffées dans l'eftomac.

Je l'ai déja dit, ce détail feroit fort inutile, fi tous les Malades étoient à portée de fe fervir de mon remède ; non-feulement parce que je ne trouve point d'ifchurie rebelle, pourvu que je fois appelé à temps, & que le trop long féjour de l'urine n'ait pas caufé la mortification ou la gangrène à la veffie & aux parties voifines : alors rien ne peut fauver le Malade ; mais parce qu'il feroit abfurde de s'y expofer, pendant qu'il n'y a point de ftrangurie habituelle qu'il ne furmonte. Mais, comme il s'en faut de beaucoup que tous les Malades puiffent reffentir les heureux effets de ma découverte, je crois leur devoir, ou du moins à ceux qui les conduifent , la communication des réflexions que j'ai faites fur les fecours qu'on emploie, ou qu'on peut employer dans les attaques d'ifchurie. Je vais faire en conféquence quelques réflexions fur la doctrine de M. Aftruc; elles feront courtes, parce qu'elle a beaucoup de rapport avec celle de M. Col de Villars & de Palfin, fur laquelle je me fuis affez étendu.

C'eft avec grande raifon que M. Aftruc recommande de preffer les remèdes dans l'ifchurie, non-feulement parce qu'il faut foulager le plus promptement qu'il eft poffible les douleurs cruelles dont le Malade eft affligé, mais parce que la maladie eft très-rapide. En effet, la plénitude de la veffie peut la jeter dans une atonie à laquelle il n'eft point aifé de remédier; &, ce qui eft encore pis, faire tomber cette partie dans une gangrène que tout le monde regarde avec raifon comme incurable.

Tous les remèdes que M. Aftruc confeille, & qui font en plus grand nombre que ceux que prefcrit M. Col de Villars, font très-bien indiqués, puifqu'ils font pris dans la claffe des relâchans & des émolliens; mais on ne voit ni chez l'un, ni chez l'autre de ces Auteurs, jufqu'à quelle quantité

de boiſſon on peut aller. Rien n’eſt
plus ſage que les réflexions de M. Aſtruc ſur l’uſage des demi-bains.

Quant aux gouttes de pus qui annoncent une ſuppuration, qu’il regarde
comme un commencement de réſolu-
tion de l’inflammation, je crois comme
lui l’uſage des maturatifs très-convenable; mais je ne ſais ſi ce pus ne vient
pas plutôt d’un ulcère des parties de
l’urèthre qui a cauſé l’inflammation ,
que d’une ſuppuration produite par l’inflammation même. Au reſte, il eſt toujours vrai de dire que c’eſt un ſigne que
la maladie diminue, puiſqu’il ne ſe fait
pas de ſuppuration, même dans les ulcères, lorſqu’il y a une inflammation
conſidérable.

M. Aſtruc fait très-bien ſentir les inconvéniens de l’introduction violente
de la ſonde; & je ne puis trop recommander la douceur dans le cas de cette
opération. C’eſt auſſi par cette raiſon
qu’il veut qu’on laiſſe la ſonde dans la
veſſie, juſqu’à ce que l’urine ſorte librement. J’aimerois pourtant mieux
dire, juſqu’à ce qu’elle puiſſe ſortir librement, car elle ſort toujours librement par le canal de la ſonde; mais la

difficulté d'uriner recommence quelquefois peu d'heures après qu'on l'a retirée, le gonflement des obstacles n'étant pas suffisamment dissipé : c'est un accident dont on peut avoir un exemple dans quelques-unes de mes observations.

En disant, *jusqu'à ce que l'urine puisse sortir librement*, voici quelle est ma pensée. Je veux qu'on laisse la sonde jusqu'à ce qu'on connoisse, par la cessation au moins presque totale des symptômes, qu'on ne risque rien à laisser reprendre à l'urine son cours naturel, & que l'urine s'échappe un peu autour de la sonde; car, s'il y a encore des restes un peu considérables d'inflammation, les accidens peuvent recommencer, & il faut revenir à l'introduction de la sonde; ce qui procure une augmentation de douleur au Malade.

J'ai peu de chose à ajouter sur l'incision au périnée, conseillée lorsque la sonde ne peut être introduite dans la vessie. Cependant il est bon que les Chirurgiens ne s'imaginent pas qu'elle ait été appliquée aussi souvent qu'il sembleroit qu'on a droit de le conclure de ce que M. Aſtruc dit qu’une longue expérience a appris, dans ce cas, les avantages d’une ſonde droite ſur une courbe. Ceux qui ne ſont pas ſuffiſamment au fait de la maladie, s’imagineroient peut-être que c’eſt un moyen employé tous les jours. Il eſt donc néceſſaire de répéter que c’eſt un moyen *extrême*, & de rappeler ce que j’ai dit plus haut, qu’il ne peut manquer d’être ſouvent inutile.

Il eſt vrai que la plaie faite avec le trocar, ſe guérit aſſez aiſément, pour ne la pas regarder comme fort dangereuſe; mais il eſt bon de faire remarquer aux Lecteurs que c’eſt un remède *douteux*, & par conſéquent qu’il ne faut y avoir recours qu’avec toute l’attention que demande la vie des hommes. J’ai prouvé ci-deſſus, par des raiſons tirées de toute autre conſidération que celle de la nature même de la plaie, que ce ſecours eſt extrêmement douteux, & même quelque choſe de plus.

- L’attention que M. Aſtruc veut qu’on ait d’évacuer doucement le Malade lorſque l’inflammation ſera conſidérablement diminuée, pour entraîner les parties âcres que l’urine peut avoir laiſfées dans l'eſtomac, eſt très-convenable. Au reſte, lorſque ces couloirs feront libres, les lavages qu'on donnera au Malade en plus grande quantité qu'on n'oſoit le faire pendant la maladie, pourront quelquefois ſuffire pour entraîner les ſels qui auroient pu s'attacher aux membranes de l'eſtomac.

Je renvoie, ſur le ſurplus des réflexions que la doctrine de M. Aſtruc exigeroit, à celles que j'ai faites ſur le paſſage de M. Col de Villars ; mais je ne puis m'empêcher, avant de finir cet article, de remercier la Providence, de m'avoir fait découvrir un remède ſimple & d'une application aiſée, qui eſt capable d'épargner aux Malades les douleurs eſſentielles à une maladie auſſi cruelle que l'iſchurie, celles que eauſe l'application des remèdes & des ſecours propres à la ſoulager ſeulement, & les dangers inſéparables de ces mêmes ſecours & de la maladie.

Je dis que ces remèdes & ces ſecours ne ſont uniquement propres qu'à la ſoulager, puiſque leur cauſe ſubſiſte toujours. En effet, tout ce que produiſent ceux qu'on emploie contre l'ischurie, ne detruit pas les obstacles qui existent dans le canal de l'urèthre, & ne guérit pas la strangurie habituelle. Voyons maintenant par quelles armes on a combattu ce dangereux ennemi, & avec quel succès.

Remèdes de la Strangurie habituelle.

M. Col de Villars ne parle que de cinq secours, dont les cathérétiques sont le premier, l'incision de l'urèthre le second, les bougies graduées le troisième, l'introduction des tentes le quatrième, les sondes de plomb aussi graduées le cinquième.

Examinons en détail chacun de ces secours.

« Les Anciens, dit M. Col de Villars, *page* 222, » accusant les car- » nosités comme les seules causes de » cette maladie, tâchoient de les con- » sumer par le moyen des cathéréti- » ques qu'ils introduisoient dans l'urè- » thre avec des bougies ; mais ces re- » mèdes enflammoient, rongeoient, » ulcéroient ce conduit, & par consé- » quent augmentoient le mal. »

Voici ce que Palfin penfe de ces remèdes; on verra que le jugement qu'il en porte n'eft pas plus avantageux. Pour lors, c'eft-à-dire, dans le cas des carnofités prétendues, fuivant lui , « il y a des gens affez imprudens
» pour tenter, fans aucune préparation
» préalable , d'ouvrir un paffage à l'u-
» rine au moyen de bougies chargées
» de médicamens fondans, & même
» confomptifs & cathérétiques; mais
» il arrive fouvent que ces médica-
» mens , imprudemment adminiftrés ,
» augmentent le dépôt & l'inflamma-
» tion, & caufent une fuppreffion to-
» tale d'urine ; ou fi , après avoir calmé
» les fymptômes les plus preffans par
» une diète tempérante , par les fai-
» gnées , les lavemens , le bain , les
» injections adouciffantes , les apozè-
» mes & les émulfions , l'ufage qu'on
» fait enfuite de ces médicamens fon-
» dans & confomptifs réuffit à ouvrir le
» paffage aux urines , en faifant fuppu-
» rer les gonflemens , & en cicatrifant
» les ulcères, au moyen d'autres bou-
» gies chargées de remèdes defficatifs ,
» & fi, faifant après paffer dans l'urèthre
» des bougies de plomb graduées, qui

» dilatent fon canal , tout cela met
» les malades en état d'uriner affez li-
» brement : ce fecours n'eft pas tou-
» jours d'une longue durée ; car de
» nouveaux ulcères, caufés par ces
» confomptifs, auront rendu le canal
» de l'urèthre encore plus fufceptible
» d'inflammation ; & outre cela, ces
» débauchés reprenant bientôt leur
» premier train de vie, alors ou ils
» contractent de nouvelles gonorrhées,
» ou bien ils rendent , par leurs excès
» dans la boiffon , leur urine fi mor-
» dicante, qu'elle caufe de nouveaux
» gonflemens dans l'urèthre autour des
» cicatrices multipliées ; & cette urine,
» ayant acquis par fon féjour un fu-
» prême degré d'acrimonie , ronge &
» perce l'urèthre, & refluant de tous
» côtés, forme des abcès fiftuleux en
» différens endroits du fcrotum, où elle
» trouve lieu de s'épancher ; de ma-
» nière qu'il fort autant & plus d'u-
» rine par ces finuofités fiftuleufes,
» que par le conduit ordinaire : &
» quand ces fiftules ont duré long-
» temps , elles ne font guériffables
» qu'en faifant de grandes incifions
» aux bourfes, afin de fondre en fup-

» puration toutes ces callosités. Ces
» anciennes maladies font même incu-
» rables, quand il y a des ulcères
» spongieux dans le corps de la veſſie,
» à moins qu'on ne ſe ſerve de la mé-
» thode qu'a trouvée M. Collot, célè-
» bre Lithotomiſte, que j'ai vu opérer
» à Paris. » Nous avons extrait ci-
devant ce que Palfin dit de cette
méthode.

M. Aſtruc, *Liv. III*, *ch.* *4*, *p.* *239*,
après avoir dit que les remèdes de la
ſtrangurie habituelle ſont, en général,
tous ceux qui peuvent ſûrement &
efficacement emporter, conſumer,
faire ſuppurer, détruire, comprimer,
applanir ou rabattre les divers obſtacles qui ſe rencontrent dans l'urèthre,
& qui s'oppoſent au paſſage de l'urine,
ajoute : « Pour parvenir à ôter ces
» différens obſtacles, on a employé
» juſqu'ici quatre différentes méthodes.

» Les Anciens, qui ne reconnoiſſent
» d'autres obſtacles dans le conduit
» urinaire, que les caroncules ou car-
» noſités, les calloſités & les verrues,
» travailloient uniquement à les con-
» ſumer par des corroſifs qu'ils intro-
» duiſoient par le moyen des bou-

» gies, & à consolider ensuite, par
» des cicatrisans, les petits ulcères
» qui restoient à la racine de ces ex-
» croissances.

» Plusieurs raisons ont obligé d'a-
» bandonner cette méthode depuis
» long-temps ; 1°. parce qu'elle ne
» convient que pour les caroncules
» & les verrues, qui peuvent occu-
» per le canal de l'urèthre, & nulle-
» ment pour les autres obstacles qui
» peuvent le rétrécir ; & que cepen-
» dant, de l'aveu de tout le mon-
» de, ce sont ces autres obstacles qui
» produisent le plus souvent, pour ne
» rien dire de plus, la strangurie qui
» succède à la gonorrhée ; 2°. parce
» qu'elle n'est jamais sans danger ; car
» les corrosifs, qui consument les ca-
» roncules, doivent en même temps
» enflammer, ronger & ulcérer la partie
» saine de l'urèthre. Je sais que les An-
» ciens ont tâché de parer à cet incon-
» vénient, par le moyen de plusieurs
» instrumens & de plusieurs remèdes ;
» mais je sais aussi que toutes ces pré-
» cautions étoient le plus souvent
» inutiles, puisqu'ils rapportent eux-
» mêmes beaucoup d'exemples de gens

» qui, par cette méthode, avoient été
» expofés à des inflammations à la
» verge, à des abcès au périnée, &
» même à la gangrène. 3°. Parce que
» ordinairement, bien loin de foula-
» ger, elle augmente au contraire la
» ftrangurie, foit parce que les petits
» ulcères que les corrofifs excitent dans
» l'urèthre, étant mal détergés, pro-
» duifent de nouvelles caroncules, foit
» plutôt parce qu'après leur réunion,
» ces ulcères eux-mêmes laiffent des
» cicatrices dures & ferrées, qui ré-
» tréciffent encore le canal urinaire. »

Je vais à mon ordinaire faire quelques réflexions fur ces trois paffages.

Si les carnofités ou caroncules ne
font pas les feules caufes des embarras
de l'urèthre, elles font du moins des
plus fréquentes, quoi qu'en difent
quelques Auteurs ; & je ferois bien
fondé à mettre dans cette claffe
les callofités ou cicatrices dures &
calleufes qui fuccèdent à des ulcères
mal confolidés ; car, fuivant mon expérience, toute la différence qui fe
trouve entre une carnofité & une
cicatrice, fe tire de la confiftance &
de la figure. En effet, elles ne dif-

férent , que parce que la carnosité
est une espèce de champignon , & que
la cicatrice est une éminence moins
élevée , & dont la base est égale à
toute la largeur des ulcères auxquels
elle a succédé , ou, pour parler plus
juste , qu'elle a masqués. Car il n'y
a point, selon moi, (je parle d'après
mes observations) de carnosités & de
callosités qui ne soient le produit
d'un ulcère. L'un & l'autre de ces
obstacles sont formés par une mau-
vaise chair que recèle un ulcère ,
dont l'existence est bien sensible ,
puisqu'en quatre heures de contact ,
& souvent en moins de temps , mes
sondes mettent ces chairs en suppuration, comme je l'ai déja remarqué , & que l'effet de mon remède
est de rétablir l'ancien ulcère , &
de le mettre en suppuration , comme
il étoit dans le temps que la gonorrhée étoit récente ; suppuration nécessaire, suivant Hippocrate même ,
comme il paroît par l'Aphorisme 82
de la quatrième section , que Paré
rend en ces termes : *Ceux qui ont tubercule ou carnosité en la cavité de la
verge , sont guéris par la suppuration*

& éruption de pus. Mon remède ne
se borne point là ; il conduit l'ulcère
à une guérison parfaite, en prolon-
geant la suppuration jusqu'à ce que
l'humeur maligne qui la produit, soit
entièrement attirée au dehors. Or, il
est nécessaire que tout ulcère, dont
la malignité est épuisée, devienne une
solution de continuité simple, qui se
guérit d'elle-même, & par la seule
opération de la nature ; & voilà pourquoi les Malades que j'ai traités, soit
de gonorrhées nouvelles ou de gonorrhées renouvelées, (c'est ainsi que je
puis nommer celles qui sont l'effet de
mes remèdes) ne sont exposés qu'à
gagner une autre fois une maladie semblable, mais non pas à voir recommencer la même. Cependant, comme
quelques Malades, par des raisons
qu'on devinera sans peine, n'ont point
voulu convenir qu'ils s'étoient exposés
à de nouveaux hasards après être sortis
de mes mains, ils ont mieux aimé me
sacrifier à des considérations politi-
ques, en y sacrifiant la vérité, que
de convenir de leur turpitude.

Ce que je viens de dire de la res-
semblance essentielle que les callosités

ont avec les carnofités, eft tout-à-fait conforme à la doctrine de Paré, qui femble n'attribuer la callofité qu'à l'ancienneté des carnofités. *Les carnofités vieilles & calleufes*, dit-il, *doivent étre amollies par fomentations, cataplaf-mes, linimens, emplâtres & fuffumigations*. Il vante à cet effet la vapeur de vinaigre verfé fur une brique chaude. Je reviens aux cathérériques.

Il fuffit, pour en profcrire l'ufage, qu'ils enflamment, rongent, ulcèrent l'urèthre; mais ils font pis, car ils n'agiffent pas toujours fur la partie qu'on a deffein de confumer, & ils corrodent la partie faine qu'on a intérêt de conferver. J'en ai vu des exemples funeftes dans des Malades, où le cauftique a laiffé fubfifter en entier la carnofité, & a produit dans le voifinage une fiftule avec une déperdition confidérable de fubftance, non-feulement du canal, mais même de la peau qui recouvre les corps caverneux.

Paré, qui ufoit des poudres confomptives appliquées fur la carnofité même au moyen d'une fonde feneftrée, pour empêcher que la poudre ne tombât au conduit de l'urine, eft fort éloigné de conseiller l'usage des cathérétiques. *Pour suivre*, dit-il, *la curation des carnosités, il se convient garder de trop user en la voie de l'urine, des remèdes âcres & corrosifs, parce que la sensibilité de ce conduit étant par eux offensée, pourroit être cause de grands accidens.* Remarquons après Paré, que quelque doux que fût son remède consomptif, il causoit quelquefois de *grandes douleurs ;* car, s'il n'en étoit pas ainsi, à quel propos ordonneroit-il les remèdes propres à les calmer ? Les consomptifs les plus doux ne sont donc point exempts de danger.

Ajoutons à cet inconvénient que tout l'art du plus habile Chirurgien ne peut pas toujours prévenir, que les cathérétiques, de quelque nature qu'on les suppose, ne sont point des remèdes propres à combattre le virus qui a produit la carnosité ou la cicatrice, & par conséquent, que ces excroissances ne peuvent manquer de pulluler de nouveau, comme M. Astruc le remarque, sans en donner la véritable raison. En effet, si la cause qui entretient l'ulcère n'avoit rien de particulier, il seroit aisé de le consolider. La Matière médicale

fournit des déterfifs affez puiffans pour
qu'on n'ait rien à fouhaiter de ce côté;
mais la difficulté confifte à en trouver
un qui joigne à cette qualité celle d'an-
tivénérien; & c'eft ce que jai eu le bonheur de trouver.

On peut & on doit appliquer aux
verrues qui naiffent dans l'urèthre, ce
que j'ai dit des carnofités & des cicatrices dures & calleufes. Ces excroiffances ne font auffi que des efpèces de
croûtes qui cachent un ulcère vénérien, qu'il faut également reproduire,
épuifer du virus, & confolider par les
remèdes appropriés à la deftruction
de la caufe.

Il eft inutile de m'arrêter à prouver
que les cathérétiques, à fuppofer qu'on
pût les employer en sûreté contre les
excroiffances de l'urèthre, de quelque
nature qu'on les fuppofe, ne peuvent
être appliqués dans le cas des ulcères,
ni même dans celui du prétendu relâchement de vaiffeaux. Loin même qu'ils
euffent lieu dans ce cas, ils ne feroient
qu'augmenter les accidens : il s'en faut
donc de beaucoup que les cathérétiques puiffent combattre & détruire,
comme les Anciens l'ont cru, toutes

les caufes de la ftrangurie habituelle.

C'eft mal-à-propos que Palfin confond les fondans avec les cathérétiques dans la cenfure qu'il fait de ces derniers. Comme leur effet n'eft que de réfoudre les humeurs épaiffies qui peuvent fe trouver dans les excroiffances qui gênent le paffage de l'urine, ils ne font point propres à produire de nouveaux ulcères; ils peuvent tout au plus renouveler les anciens. Ce n'eft donc point du côté que le prend Palfin, qu'ils font blâmables; c'eft en ce que, s'ils font reparoître l'ulcère, ils ne font point en état de le confolider, parce qu'ils ne font point antivénériens, ou parce que, quoique tels, ils n'ont point avec la caufe de l'ulcère, le rapport qui met les remèdes en état de détruire la caufe du mal.

C'eft par le même endroit que péchent les defficatifs, qui guériroient les ulcères de l'urèthre produits par toute autre caufe que le virus vénérien; mais qui, employés d'abord, ou même précédés de déterfifs, ne produifent point une bonne cicatrice, parce que la caufe du mal n'a point été détruite; & voilà pourquoi, comme l'obferve Palfin,

ce fecours n'eft pas toujours de longue
durée. Il auroit parlé plus exactement,
s'il avoit dit que ce fecours n'eft jamais
de longue durée, à moins qu'il n'ait été
appliqué à des perfonnes d'un bon tempérament, & qui ne s'écartent jamais
des lois du régime. Encore ne fuffit-il
pas qu'elles réuniffent ce double avantage ; car le virus conferve quelquefois
une telle malignité, que les excroiffances ne tardent pas à fe reproduire. Il
eft pourtant vrai que, comme l'urine
dans la fuppuration ne contracte point
une acrimonie étrangère & contre nature, elle n'irrite point le canal de l'u-
rèthre, & n'oblige point le fang ni les
liqueurs à produire des gonflemens par
leur ftagnation. Car je ne fuis point
encore de l'avis de Palfin qui prétend
que le féjour de l'urine, apparemment
dans l'urèthre, lui fait contracter une
acrimonie fi mordicante, qu'elle en
corrode la fubftance & produit des
fiftules. Un arrêt de l'urine affez confidérable pour produire cet effet, ne peut
venir que de l'obftruction totale du canal, par quelque carnofité qui le remplit. Autrement, fi elle eft retenue pendant quelque temps, elle s'écoule

d'elle - même dans la chemife, par fon feul mouvement de fluidité, dans une partie dont la fituation favorife la fortie.

Mais ce fera tout autre chofe, fi, en conféquence de l'irritation que l'urine caufe à la membrane extrêmement fenfible de l'urèthre, le fang, ou d'autres liqueurs viennent à s'y arrêter. Il fe forme alors des abcès qui compriment le paffage de l'urine, & crèvent ou déchirent la membrane de l'urèthre ou du col de la veffie ; & lorfque ces abcès viennent à s'ouvrir naturellement, ou qu'on y fait une incifion, comme on eft fouvent obligé de le faire, l'urine qui n'a pas la liberté de fon paffage naturel, fe détourne du côté où elle trouve moins de réfiftance, & continue de s'y détourner, tant qu'elle trouve de la difficulté à paffer par l'urèthre ; & c'eft par cette raifon, que certains de ces abcès produifent des fiftules, dans le temps que d'autres, fitués au même endroit, n'en produifent point. L'urine ne pouvant fe faire jour par l'urèthre, fait continuellement effort du côté de l'abcès, & en empêchant la confolidation, le rend fiftuleux ; au lieu que
l'abcès

l'abcès ne devient point d'un caractère opiniâtre & malin, quand l'urine
peut reprendre fon cours ordinaire.

Cette doctrine eft conforme à celle
de M. de la Faye, dans l'endroit déja
cité : « Il eft bon, dit-il, de remar-
» quer que, de même que le pus perce
» la veffie de dehors en dedans, & s'é-
» panche dans fa cavité, l'urine perce
» quelquefois l'urèthre ou la veffie de
» dedans en dehors, en un ou plufieurs
» endroits, & forme au périnée un dé-
» pôt urineux & purulent, qu'il faut
» percer fans différer, de peur que l'u-
» rine ne s'infiltre que dans les parties
» voifines & n'y faffe des ouvertures
» en plufieurs endroits, comme il n'ar-
» rive que trop fouvent à la fuite des
» rétentions d'urine négligées; ce qui
» produit au périnée, & quelquefois
» ailleurs, autant de fiftules par où les
» urines s'écoulent. »

Ce n'eft point un petit malheur
qu'une fiftule au périnée; car, outre
l'inconvénient d'une perte continuelle
de l'urine, qui, quelque précaution
que prennent les Malades, les rend
d'une odeur infupportable aux autres
& à eux-mêmes; outre l'impoffibilité

de jamais guérir, tant que le vice de l'urèthre subfiste, point de vue extrê-mement fâcheux pour les Malades; ces fiftules, de fimples qu'elles font quelquefois, deviennent compliquées, & pouffent vers les parties voifines des fufées d'autant plus dangereufes, qu'elles endommagent des parties plus effentielles, ou qu'elles pénètrent plus profondément.

M. de la Faye remarque même, « qu'il fe forme quelquefois entre le col » de la veffie & le rectum, ou dans la » glande proftate fupérieure, un abcès » qui ne paroît point à l'extérieur, & » qui s'ouvre dans la veffie, foit de » lui-même, foit lorfqu'on introduit l'al-» galie, ou quelque temps après qu'on » l'a introduite. Le pus mêlé avec l'u-» rine fort par l'urèthre, & bientôt » après le gonflement & l'inflamma-» tion des parties voifines fe diffipent. »

C'eft le cas, fi l'on en croit Palfin, de faire de grandes incifions aux bourfes, afin de fondre en fuppuration toutes ces callofités; opération doulou-reufe, &, ce qui eft encore plus fâcheux, opération inutile, puifque les fiftules ne fe confolideront jamais, tant

que le canal naturel des urines refufera
de leur donner paffage ; opération que
celle que M. Collot a inventée ne rem-
place pas, par les raifons que nous en
avons rapportées plus haut ; opération
enfin, qu'Aftruc rejette avec raifon, au
moins pour l'ordinaire. Car « on ne
» doit prefque pas, dit-il, *Liv. III,
chap. 4, page 189*, » entreprendre le
» traitement des ulcères fiftuleux du
» périnée, qui communiquent avec
» l'urèthre & avec le fondement, parce
» qu'il eft impoffible de découvrir ces
» recoins, fans faire un grand délabre-
» ment par plufieurs incifions répétées ;
» ce qui eft toujours dangereux. C'eft
» pourquoi, pour ne pas décrier une
» méthode qui eft fouvent falutaire,
» il vaut mieux, la plupart du temps,
» s'en tenir à la cure palliative, fur-
» tout dans les fujets épuifés & ex-
» ténués par la longueur de la ma-
» ladie, & dont le fang eft d'ailleurs
» vicié. »

La cure palliative, fuivant le même
Auteur, *page 197*, « confifte, 1°. dans
» l'ufage de tout ce qui peut diminuer
» & adoucir l'âcreté du fang, comme
» un régime léger, humectant & ra-

» fraîchissant, l'abstinence du vin, des
» femmes, des exercices, & sur-tout
» celui d'aller à cheval ; l'attention à
» éviter tout ce qui pourroit altérer la
» tranquillité d'esprit, les bains tièdes
» d'eau douce, les bouillons ou les
» apozèmes rafraîchissans, le lait pour
» toute nourriture, les purgatifs doux,
» avec deux onces de pulpe de casse
» dans une livre de petit-lait clarifié,
» ou avec deux onces de manne dans
» un verre de tisane, y ajoutant,
» s'il le falloit, un gros de sel vé-
» gétal.

» 2°. Dans l'usage des remèdes qui
» sont balsamiques, & qui, par consé-
» quent, peuvent favoriser la régéné-
» ration des chairs, & cicatriser les
» ulcères, ou du moins en arrêter
» les progrès, tels que sont la téré-
» benthine de Chio, de Venise, à la
» dose d'un gros, les baumes du Pé-
» rou, de Copahu, ou du Canada,
» &c. à la dose de six, huit, dix ou
» douze gouttes, réduits en bol avec
» du sucre pulvérisé, ou mêlés avec
» une cuillerée de syrop de capillaire.

» 3°. Dans les remèdes capables de
» rétablir le ressort des parties affec-

» tées, de fondre les humeurs qui y
» croupiſſent, & de faciliter ainſi, par
» ce double effet, la circulation du
» ſang & de la lymphe, comme les fo-
» mentations & les embrocations ſur
» le périnée avec les eaux thermales
» de Balaruc, de Barèges, de Bour-
» bon, ou de légères frictions mercu-
» rielles réitérées de temps en temps. »

On trouvera, dans mes Obſervations, pluſieurs hiſtoires de fiſtules au
périnée, ſimples & compliquées; & on
les verra guéries aiſément, parfaitement & en peu de temps. Peut-on
douter, après ces exemples, que ma
méthode ne ſoit préférable à toutes
celles qu'on a ſuivies juſqu'à ce jour,
puiſque je n'emploie aucune opéra-
ration, que je n'aſſujettis les Malades
à preſque aucun régime, & que je ne
fais uſage que de peu de remèdes internes; mes topiques dûement employés faiſant la plus grande partie de
la guériſon, à moins que je n'aie lieu
de juger qu'il y a un virus vénérien
répandu dans le ſang, en même temps
qu'il y en a de cantonné dans l'urèthre? Et cependant les Malades que
j'ai guéris ne craignent point la re-

chute, parce que je commence par nettoyer & rendre libre le canal de l'urèthre. J'enlève donc d'abord, comme je l'ai déja remarqué, le principal obstacle qui s'oppose à la consolidation des fistules; & pour lors il ne me faut presque plus que mon remède pour les amener à cicatrice. Je déterge de même les fusées, en quelque endroit qu'elles se portent, pourvu que mes remèdes y puissent atteindre.

L'enchaînement des matières traitées dans le passage extrait de Palfin, m'a engagé à ne point remettre à un autre endroit, ce que j'avois à dire des abcès & fistules du périnée. Il me restera à faire quelques observations sur le passage de M. Astruc.

Pour combattre la strangurie habituelle, il propose *d'emporter, consumer, faire suppurer, détruire, comprimer, applanir ou rabattre* les obstacles qui s'opposent au passage de l'urine. Cependant rien de tout cela ne produit une cure radicale. Il faut, pour l'opérer, non-seulement rendre le canal libre pour un temps, mais il faut détruire la cause des excroissances & des gonflemens qui produisent des accidens;

& c'eſt ce qu'on ne fait pas en *emportant, conſumant, faiſant ſuppurer, détruiſant, comprimant, applaniſſant ou rabattant* ſimplement les obſtacles. Comme il n'y a que mon remède qui, juſqu'à préſent, ait détruit la cauſe du mal, je pourrois dire que toutes ces indications ſe réduiſent à en faire uſage. D'ailleurs, en ſuivant les différentes indications propoſées par M. Aſtruc, on ne remédie ni aux ulcères anciens, reconnus pour tels, ni au vice que je nomme auſſi ulcère, & qu'on connoît communément ſous le nom de relâchement de vaiſſeaux.

Quant aux corroſifs, il eſt certain, comme il le dit, qu'ils ne ſeroient propres que pour les caroncules ou les verrues, & pour détruire les calloſités ou cicatrices des ulcères mal conſolidés ; à ſuppoſer que ces calloſités ou cicatrices fuſſent de la même nature que celles que l'imprudence des Chirurgiens laiſſe quelquefois former ſur les plaies & ulcères extérieurs ; ce qui n'eſt pas, comme je l'ai déja remarqué ; mais ils ne guériroient pas les ulcères calleux, le ſquirrhe ou le gonflement du vérumontanum, les callosités & les fongosités qui surviennent aux canaux excrétoires des prostates, & des autres glandes de l'urèthre. Il est même évident qu'ils seroient très-contraires dans le cas des ulcères & autres vices du vérumontanum, partie qu'on doit conserver avec toutes sortes d'attentions, comme nécessaire pour empêcher la gonorrhée habituelle bénigne, loin de songer à la détruire. Ce malheur arriveroit pourtant infailliblement à ceux qui, ignorant la vraie position du vérumontanum, emploieroient les corrosifs pour emporter les prétendues callosités ou carnosités qu'ils soupçonneroient dans la partie où ce tubercule est situé. Il est également évident que les corrosifs seroient très-pernicieux, si la strangurie habituelle étoit causée par des vaisseaux variqueux; car le corrosif, en détruisant leurs membranes, causeroit une hémorragie. Mais il est inutile d'examiner ce que seroient les corrosifs employés dans ce dernier cas, puisque nous avons prouvé qu'il n'existe presque jamais. Ajoutons pourtant, pour confirmation de cette vérité, que, puisque les Auteurs qui ont parlé des mauvais effets des corrosifs n'ont rien dit de l'hémorragie, c'eſt une preuve palpable que le rétréciſ-ſement de l'urèthre n'eſt du tout point l'effet des vaiſſeaux devenus variqueux.

J'ajouterai aux raiſons ſolides qu'apporte M. Aſtruc pour prouver que, loin de ſoulager la ſtrangurie, les corroſifs ne peuvent que l'augmenter; que n'agiſſant qu'en produiſant des irritations, ils doivent plutôt rétrécir le canal, qu'en procurer la liberté.

On ne ſera ſans doute pas fâché de trouver ici ce que Dionis & ſon Commentateur penſent des calloſités, cicatrices & brides. Cette dernière eſpèce de vice ne paroît être autre choſe, ſuivant le Commentateur, qu'un rétréciſſement du canal, cauſé par une cicatrice. Dionis n'en parle pas. Ce Chirurgien regarde les calloſités comme incurables. Quant aux cicatrices, il veut qu'on les conſume avec un cathérétique plus ou moins fort, qu'on porte ſur le mal au moyen d'une bougie dont l'extrémité ſoit un peu creuſée, pour recevoir le remède dans cette petite cavité. Il n'eſt pas beſoin que nous faſſions de nouvelles réflexions fur cette méthode. On a vu plus haut ce qu'il en faut penfer, malgré le correctif de l'Auteur, qui ajoute : *Il ne faut point s'impatienter dans cette opération qui demande du temps ; car, fi on vouloit faire fon remède plus corrofif, à deffein de hâter la cure, les douleurs & l'inflammation furviendroient en rongeant plus qu'il ne conviendroit.* A cette précaution Dionis devoit ajouter des fignes certains, pour connoître le degré de fenfibilité de l'urèthre des différens fujets, fans cela on marche toujours à tâtons ; car, ce qui ne fera fur l'un qu'une impreffion légère, fera caufe d'une inflammation fur un autre.

Nous ne fuivrons pas M. de la Faye dans tout ce qu'il dit de l'ifchurie ou de la ftrangurie habituelle. Nous en avons déja rapporté la meilleure partie. Il donne une cure préfervative de l'ifchurie, qui confifte *à vivre fobrement, à appliquer au périnée & le long du canal, des fondans & des émolliens, & à introduire dans le canal une bougie enduite d'onguent d'althæa, qui ramollit les duretés, & le maintient dans fon diamètre naturel.*

On a vu dans un paſſage rapporté
plus haut, combien il eſt oppoſé aux
cauſtiques & aux ſondes tranchantes,
malgré les éloges que Paré donne à
ces ſondes. *Je puis aſſurer*, dit ce dernier, *que j'en ai fait de belles cures.*
Il les employoit à limer les calloſités,
ſans s'embarraſſer de la ſortie du ſang,
qu'il regardoit *comme choſe fort con-*
venable, s'évacuant une portion de la
matière conjointe, qui même ſoulage la
partie & empêche le mal de grandir,
attendu que le ſang eſt cauſé de la car-
noſité. Pour ce, ajoute-t-il, *n'adve-*
nant de ſoi-même ledit flux de ſang,
ce ſera fort bien fait de le convoquer
diſcrettement avec la ſonde. Nous ne
ferons point de réflexion ſur cette méthode, qui eſt totalement tombée dans
l'oubli ; & nous paſſerons tout de ſuite
au traitement que M. de la Faye indique pour les duretés & les calloſités
du canal.

« On paſſe, dit-il, dans l'urèthre,
» avec une ſonde convenable, que
» l'on fait ſortir par la plaie du péri-
» née, un ſéton fait d'une petite ban-
» delette de linge effilé ſur les côtés.
» Ce ſéton eſt graiſſé du digeſtif in-

» diqué : (le baume d'Arcæus, le sup-
» puratif & l'huile d'hypericum , au-
» quel on ajoute partie égale de pré-
» cipité rouge & d'alun calciné.) On
» met dans ce digestif plus ou moins
» de cette poudre , selon l'effet qu'elle
» produit. On couvre aussi de ce di-
» gestif composé les bourdonnets dont
» on garnit la plaie, s'il est nécessaire,
» les plumaceaux & la canule , ex-
» cepté son extremité , qu'on ne cou-
» vre que du digestif simple , parce
» que le précipité rouge & l'alun pour-
» roient causer quelque irritation à la
» vessie. »

Cette méthode a des inconvéniens
que n'a point la mienne. 1°. Il faut
qu'elle soit précédée de l'incision au
périnée. 2°. Elle suppose, ce qui ne
se trouve pas toujours, qu'on ait la
liberté d'introduire le séton & la sonde.
Comment le faire , quand le canal est
entièrement bouché , ou assez pour
que la sonde ne puisse pas passer ?
3°. L'urèthre dans tous les hommes,
est-il propre à supporter l'action des
consomptifs indiqués? 4°. Détruira-t-on
radicalement le mal avec ces remèdes
qui n'ont aucune proportion avec sa

cauſe ? Et que de douleurs & de pan-
ſemens perdus, s'il n'eſt pas totalement détruit !

Le ſecond moyen qu'on a employé
pour remédier à la ſtrangurie habituelle, n'a pas mieux réuſſi que les
corroſifs : « On a ouvert l'urèthre ,
dit M. Col de Villars, *loco citato*, » ſur
» la ſonde cannelée, pour découvrir
» les caroncules ou carnoſités, & les
» détruire ou les conſumer. Bien loin
» de procurer du ſoulagement après la
» cicatrice, le conduit ſe trouvoit en-
» core plus étroit. »

M. Aſtruc détaille davantage cette
manœuvre. « On reconnoiſſoit d'a-
» bord, dit-il, avec la ſonde la place
» & la ſituation des obſtacles de l'u-
» rèthre , & on marquoit l'endroit du
» périnée qui y répondoit. On intro-
» duiſoit enſuite dans ce canal, le plus
» avant qu'il étoit poſſible , une ſonde
» cannelée, ſur laquelle on faiſoit
» avec le lithotome, à l'un des côtés
» du périnée, une inciſion parallèle au
» raphé, en tirant vers l'anus.... Tous
» les obſtacles ſe trouvant alors à dé-
» couvert, il étoit aiſé d'y remédier,
» c'eſt-à-dire, de détruire les caron-

» cules, les callofités & les excroif-
» fances, par l'ufage des corrofifs, &
» de guérir les ulcères fordides &
» rongeans, par l'ufage des déterfifs
» & des mondificatifs.... Mais il eft
» certain que la plupart des malades
» fur qui on avoit fait cette opéra-
» tion, après avoir été long-temps
» tourmentés par les Chirurgiens, fe
» trouvoient, dès que la plaie étoit
» fermée, encore plus mal qu'aupa-
» ravant, à caufe que l'urèthre avoit
» encore été rétréci par la cicatrice
» qui s'étoit formée, & qui rendoit
» le paffage de l'urine beaucoup plus
» difficile. »

On peut encore ajouter aux raifons adoptées par MM. Col de Villars & Aftruc pour rejeter cette opération, des motifs qui ne font pas moins pref- fans. 1°. Si la fonde cannelée étoit ar- rêtée en-deçà d'un obftacle, l'inci- fion ne pouvoit fe prolonger jufque fur le mal même, & par conféquent il falloit appliquer le cathérétique fur la partie de l'obftacle qui étoit tournée du côté de l'ouverture natu- relle de l'urèthre, & par conféquent on n'obvioit qu'à l'inconvénient d'expoſer cè canal en entier aux atteintes du corroſif. Si cette eſpèce de remède étoit ſuffiſante pour détruire les carnoſités, même avec le ſecours des cicatriſans, n'auroit-il pas été plus naturel, ſans avoir recours à une opération, d'introduire dans le canal une canule, ou ſonde cannelée, dans laquelle on auroit fait paſſer une tente garnie de corroſif, qu'on auroit portée ſur le mal même, ſans courir riſque d'endommager la partie ſaine du malade?

2°. Quant aux ulcères de cette partie, de quelle utilité pouvoit être l'opération? Ne peut-on pas porter ſur le mal même une bougie chargée de remèdes propres à déterger & à conſolider? Cette opération eſt donc en pure perte dans les deux cas pour leſquels on étoit dans l'uſage de l'employer; & rien ne le prouve mieux que ma pratique, puiſque je n'ai pas beſoin de mettre les vices de l'urèthre à découvert au moyen d'une inciſion, pour y porter les remèdes convenables.

3°. Mais le plus grand défaut que je trouve dans la manœuvre ancienne, c'eſt que, comme on n'attaquoit pas les vices de l'urèthre par les remèdes appropriés à la nature du mal, ils ne pouvoient manquer de se reproduire. Ainsi, cette cure cruelle n'étoit simplement que palliative. On voit par-là que je ne crois pas qu'il soit aisé de détruire les carnosités par l'usage des corrosifs, ni de déterger les ulcères par l'usage des mondificatifs, puisqu'on n'a connu jusqu'à moi. aucun détersif certain & infaillible, & qu'on n'étoit sûr de l'opération d'aucun corrosif. Mais c'est trop s'arrêter à examiner un secours abandonné par de si bonnes raisons ; poursuivons l'analyse de ceux que l'on a employés depuis.

« La meilleure méthode, dit M. Col de Villars, toujours au même endroit, » est d'introduire dans la » verge des bougies qui, par leur vo- » lume & leur fermeté, puissent écar- » ter peu-à-peu les parois de l'urè- » thre, & en même temps ramollir » & relâcher ses fibres. On le fait de » la manière suivante :

» *Prenez une toile fine de lin, coupée* » *d'une longueur & d'une largeur con-* » *venables, pour faire des bougies plus*

» *ou moins grosses, suivant le besoin,*
» *& qui se terminent insensiblement en*
» *cône. Trempez cette toile dans la cire*
» *neuve fondue, ou, selon quelques-*
» *uns, dans l'emplâtre de Vigo* cum
» mercurio *liquéfié ; ensuite roulez-la*
» *entre deux petites planches de bois,*
» *bien polies & chaudes, pour en former*
» *une bougie ferme & serrée.* Vous en
» ferez de différentes longueurs &
» grosseurs. Les plus longues seront
» d'environ neuf à dix pouces, & les
» plus grosses le seront un peu plus
» qu'une plume à écrire ; les autres
» seront insensiblement plus menues,
» ensorte que la plus menue sera de
» la grosseur d'un stylet.

» Pour se servir de ces bougies,
» on commence par la plus fine ;
» & après avoir fait uriner le malade,
» & oint la bougie d'huile d'amandes
» douces, on l'introduit doucement
» dans l'urèthre jusqu'aux obstacles
» qui y sont, & même plus loin, s'il
» se peut. Si elle pouvoit pénétrer
» jusqu'à la vessie, ce seroit encore
» mieux ; mais cela n'arrive guère la
» première fois. Quand on a besoin
» d'uriner, on tire la bougie ; & on

» la remet après, tâchant de l'enfon-
» cer le plus avant qu'il est possible;
» ce qu'on continue de faire tous les
» jours trois ou quatre fois, jusqu'à
» ce qu'elle soit parvenue jusqu'à la
» vessie, & qu'on puisse l'ôter & la
» remettre librement & sans douleur.
» Ensuite on passe à une grosse, &
» ainsi des autres par degrés. Lors-
» qu'on est venu à la plus grosse, &
» qu'elle peut entrer & sortir libre-
» ment, c'est une marque que l'urè-
» thre est assez dilaté, & que tous les
» obstacles sont applanis. Par cette
» méthode, on pourroit peu-à-peu,
» quoique lentement, surmonter la
» strangurie habituelle la plus opiniâ-
» tre. Mais, quoiqu'on urine à plein
» canal, il ne faut pas laisser de con-
» tinuer l'usage des bougies tous les
» jours, pendant quelques heures,
» ensuite toutes les semaines, & enfin
» tous les mois, car l'urèthre a tou-
» jours de la disposition à se resser-
» rer & se rétrécir dans cette maladie.
» On change de bougies suivant le
» besoin. »

Je suis fort éloigné de penser, comme
M. Col de Villars, qu'on parvienne,

avec le fecours de ces bougies, à furmonter les ftranguries habituelles les
plus opiniâtres ; car il eft évident
qu'elles ne peuvent convenir que dans
le rétréciffement de l'urèthre, caufé
par des cicatrices qui ont fuccédé à une
déperdition de fubftance de ce canal.
En effet, de quelle utilité peuvent être
ces bougies contre des excroiffances
fongueufes & calleufes ; contre le fquir-
rhe, ou la fongofité furvenue aux canaux excrétoires des proftates, des véficules féminales, ou des glandes de
l'urèthre ; contre le gonflement du vérumontanum ? Il faut pourtant convenir que ces bougies pourroient être de
quelque utilité dans ces cas pour une
cure palliative. Mais s'il eft queftion
des ulcères, comme il l'eft le plus fouvent, quel avantage en peut-on tirer ?
Celles de M. Còl de Villars n'ont d'autre effet que *d'écarter peu-à-peu les
parois, & de relâcher les fibres.* Ajoutons même à ces vertus, celle de fondre, comme ces bougies l'auront, fi
on emploie dans leur compofition l'emplâtre de Vigo avec le mercure. Je le
demande aux perfonnes non prévenues,
remplit-on les indications qu'on doit fe

propoſer dans la cure de la ſtrangurie habituelle ? Il faut donc convenir que ce qu'il regarde comme la *meilleure méthode*, eſt bien éloigné de la perfection. Au reſte, il n'y a point de doute qu'elle ne ſoit préférable à celle qu'il propoſe immédiatement après.

« Pluſieurs Praticiens ſe contentent
» de faire de petites bougies courtes,
» auxquelles ils attachent un fil, & qu'ils
» introduiſent à la faveur d'une ſonde
» d'argent, droite & creuſe, qu'ils ont
» auparavant fait entrer dans l'urèthre.
» Ils pouſſent la bougie avec un ſtylet,
» par le canal de la ſonde, juſqu'au
» milieu des obſtacles; & ils en em-
» ploient ſucceſſivement de plus groſ-
» ſes, comme nous avons dit des gran-
» des bougies. Quand le Malade eſt
» obligé d'uriner, on tire la bougie
» avec le fil, & on la remet, ou on en
» change. Ces ſortes de bougies n'oc-
» cupant qu'une partie du canal de l'u-
» rèthre, ne peuvent faire qu'une di-
» latation inégale.

« De fréquentes expériences, dit M.
Aſtruc, *loco citato*, » ont fait voir que
» cette méthode étoit utile, & que, mal-
» gré la lenteur de ſon opération, elle

» adouciſſoit aiſément, efficacement,
» & ſans danger, les plus opiniâtres
» ſtranguries. J'y trouve cependant
» deux défauts.

» 1°. La tente qu'on introduit dans
» l'urèthre, n'étant pas de la longueur
» de ce canal, ne la dilate pas également,
» ment, mais elle dilate ſeulement
» l'endroit qu'elle occupe, tandis que
» les extrémités auxquelles elle ſe ter-
» mine, ſe reſſerrent d'autant plus for-
» tement, que l'entre-deux eſt plus
» dilaté, ainſi que l'on voit arriver
» dans tous les canaux capables d'ex-
» tenſion, qu'on ne dilate que dans un
» point.

» 2°. La manœuvre de cette opéra-
» tion eſt trop embarraſſante; le Ma-
» lade ne peut commodément s'en
» acquitter lui ſeul, & il a toujours be-
» ſoin d'un Chirurgien; ce qui eſt d'une
» fâcheuſe néceſſité dans un traitement
» long & habituel, comme celui dont
» il s'agit. Auſſi a-t-on encore renoncé
» à cette méthode, pour en ſuivre une
» plus facile, plus commode & plus
» efficace. »

Quelques éloges que M. Aſtruc
donne aux tentes introduites dans l'u-

rèthre, elles ont, outre les défauts que j'ai reprochés à juste titre aux bougies de M. Col de Villars, celui que cet Auteur & M. Aftruc y trouvent, de produire une dilatation inégale du canal, & celui que remarque ce dernier, d'être fort affujettiffantes; défaut qui feroit peu confidérable, fi l'on parvenoit à une cure radicale. Mais il y a encore un inconvénient que ces MM. n'ont pas remarqué, & qui n'eft pas léger; c'eft que le fil eft fujet à fe caffer; ce qui arrivera d'autant plus que la tente fe fera plus gonflée par l'humidité de l'urèthre. Pour qu'on ne s'imagine pas que je vais chercher des inconvéniens dans des poffibilités phyfiques, je vais faire part au Lecteur du trait d'hiftoire fuivant.

Il y avoit à Lyon, il y a environ trente ans, un Médecin qui traitoit les ftranguries habituelles avec quelques fuccès, au moyen des tentes. Elles étoient enduites de quelque compofition, dont il a toujours fait myftère, & réuffiffoient quelquefois à procurer une cure radicale. Ces tentes, comme celles dont je viens de parler, fe retiroient de l'urèthre avec un fil. Mais

malheureusement une fois le fil vint
à casser, sans doute parce que la tente
s'étoit extraordinairement gonflée, &
qu'en conséquence la partie du canal
qui étoit entre la tente & son ouverture naturelle, étoit encore plus rétré-
cie que de coutume. Cependant le Malade eut un besoin pressant d'uriner,
qui alla toujours en augmentant à me-
sure que la vessie devint plus pleine.
Il eut enfin tous les symptômes qui accompagnent l'ischurie vénérienne ; accidens d'autant plus fâcheux, que les
remèdes palliatifs usités en pareil cas,
ne pouvoient avoir aucun succès dans
celui où se trouvoit le Malade. Inutilement le Médecin avoit épuisé toutes
les ressources de son imagination, lorsque, craignant les impressions fâcheuses qu'auroit faites sur le Public l'incision de l'urèthre, qui étoit le dernier
expédient, il fit faire une pince assez
déliée pour pouvoir être introduite
dans le canal, & avec laquelle il eut
le bonheur de retirer la tente. J'ai vu
cet instrument, qui est fort bien imaginé, mais dont l'usage seroit d'autant
plus difficile, que la tente seroit placée
plus profondément. Ce qui est arrivé

une fois, peut arriver plufieurs, quelque précaution que prenne l'Opérateur ; d'où je conclus que cette méthode n'eft pas exempte de danger, &
par conféquent, que ce ne feroit pas
encore celle à laquelle il faudroit s'arrêter, quand elle pourroit opérer une
cure radicale.

Venons à la dernière méthode que
M. Aftruc, *loco citato*, regarde *comme
plus facile & plus commode.*

« On prépare dix à douze baguettes
» ou fondes de plomb exactement ron-
» des & paffées par la filière. Elles doi-
» vent avoir chacune neuf ou dix pou-
» ces de long ; mais elles doivent être
» de plufieurs groffeurs. La plus groffe
» doit l'être un peu plus qu'une plume
» à écrire, & les autres en diminuant
» par degrés. Après avoir difpofé le
» Malade à l'opération, & fait vider
» la veffie, l'on choifit la plus mince
» de ces fondes ; on la frotte d'huile
» d'amandes douces ou de beurre ; &
» on l'introduit dans l'urèthre, en la
» pouffant à travers les obftacles le
» plus avant qu'il fe peut, fans caufer
» trop de douleur. Si dès les premiers
» jours elle entre dans la veffie, cela
» eft

» eſt heureux; mais quand elle ſeroit
» arrêtée par les obſtacles, comme il
» arrive d'ordinaire, le malheur ne ſe-
» roit pas grand. Dans ce cas, il faut
» ſeulement s'attacher à la faire avan-
» cer peu-à-peu les jours ſuivans, juſ-
» qu'à ce qu'enfin elle pénètre dans la
» veſſie. Elle doit reſter dans cette
» ſituation trois ou quatre heures par
» jour, c'eſt-à-dire, tant que le Ma-
» lade n'aura pas beſoin d'uriner; &
» il faut recommencer chaque jour la
» même opération, juſqu'à ce que la
» ſonde puiſſe **entrer** & **ſortir** libre-
» ment, & ſans douleur.

» Alors on choiſit une autre ſonde un
» peu plus groſſe, que l'on introduit
» doucement dans la veſſie, obſervant
» les mêmes précautions. On emploie
» ainſi ſucceſſivement toutes les ſon-
» des, avançant par degrés, juſqu'à ce
» qu'on parvienne à la plus groſſe.
» Quand celle-ci entre ſans peine, on
» peut compter que l'urèthre eſt aſſez
» dilaté, que les obſtacles ſont abattus
» & applanis, en un mot, que la route
» de l'urine eſt alors parfaitement
» libre.

» Au reſte, quoique l'urine ſorte à

» plein canal, on n'eſt pas pour cela
» aſſuré de la guériſon ; car, quand on
» ceſſe d'introduire ſouvent les ſondes,
» les obſtacles reviennent bientôt ; &
» le canal de l'urèthre ſe rétrécit de-
» rechef, comme l'expérience ne le
» prouve que trop. C'eſt pourquoi il
» faut continuer très long-temps la
» même manœuvre, tenant une ſonde
» introduite dans la veſſie, d'abord
» tous les deux jours pendant une
» heure ou deux, enſuite deux ou trois
» fois la ſemaine ; enfin, trois ou qua-
» tre fois dans le mois ; car je ne pro-
» mets jamais une cure radicale de
» cette ſtrangurie, mais ſeulement une
» cure palliative.

» La méthode qu'on vient de dé-
» crire a du moins cela de commode,
» que le Malade peut s'en ſervir lui-
» même, ſans aucun ſecours, de la
» manière qui ſuit. Il ſe tient couché
» ſur le dos dans ſon lit, les jambes
» pliées & les genoux écartés. Alors,
» tenant la verge de la main gauche,
» il introduit dans l'urèthre, avec la
» main droite, une ſonde frottée d'huile
» & de beurre. Il eſt facile d'aller
» tout droit juſqu'à la racine de la

» verge; mais quand on y eſt, il faut
» de temps en temps comprimer le pé-
» rinée pour plier la ſonde, & la faire
» prêter à la courbure du canal. On
» continue ainſi juſqu'à ce qu'on ſoit
» arrivé dans la veſſie. Par cette ma-
» nœuvre, la ſonde ſuit aiſément la
» route oblique du conduit urinaire;
» & on verra, en la retirant, qu'elle
» en repréſente tous les contours par
» la configuration qu'elle a priſe.

» Cependant, de peur que l'impru-
» dence, l'ignorance ou la précipi-
» tation, n'occaſionnent quelques ac-
» cidens, il eſt néceſſaire, quand on
» veut uſer de cette méthode, d'y
» apporter les précautions ſuivantes.

» 1°. Si l'on a des marques certai-
» nes, ou ſeulement de fortes con-
» jectures que le Malade ſoit infecté
» d'un levain vérolique, il faut au
» préalable employer les remèdes ſpé-
» cifiques.

» 2°. On doit choiſir, s'il eſt poſſible,
» pour le traitement de la ſtrangurie,
» une ſaiſon convenable, comme le
» printemps ou l'automne, parce qu'a-
» lors le tiſſu des parties eſt plus mou,
» & que la fièvre ne s'allume pas ſi
» aiſément.

» 3°. On doit corriger auparavant
» l'âcreté du sang par la saignée, la
» purgation, les bouillons ou les apo-
» zèmes rafraîchissans, le petit-lait,
» les eaux minérales acidules, les
» bains, &c.

» 4°. Durant tout le traitement, il
» faut que le Malade s'abstienne du vin,
» des femmes & des exercices violens;
» son régime doit être modéré, hu-
» mectant, rafraîchissant; sa boisson
» sera une infusion de graine de lin &
» de fleurs de mauve. Il aura soin de
» ramollir le périnée avec des fomen-
» tations ou demi-bains.

» 5°. Il est nécessaire de visiter avec
» beaucoup de soin les sondes de plomb,
» & de rejeter toutes celles qui auront
» la moindre fêlure; car, si elles ve-
» noient à se rompre dans l'urèthre, on
» feroit peut-être obligé, pour en re-
» tirer les morceaux, de faire une in-
» cision au périnée.

» 6°. Il faut introduire les sondes len-
» tement & doucement, sans se presser;
» car, quand on force les obstacles,
» & qu'on ne ménage pas assez le ca-
» nal urinaire, il arrive que le Ma-
» lade est aussitôt saisi d'un frisson

» qui précède une violente fièvre éphé-
» mère.

» 7°. Lorſque cet accident arrive,
» il faut ſaigner ſur le champ dans
» l'ardeur de la fièvre, parce que c'eſt
» l'unique moyen d'éviter l'inflam-
» mation de l'urèthre & des parties
» voiſines.

» 8°. S'il y a dyſurie, ou douleur
» violente, on fera de temps en temps
» dans l'urèthre des injeƈtions anodines
» avec la décoƈtion de la racine de gui-
» mauve, ou de nénuphar, dans la-
» quelle on aura fait infuſer de la graine
» de lin, ou l'on ſe ſervira de lait de
» vache, tiède ou coupé avec la décoc-
» tion d'orge, ou des émulſions prépa-
» rées avec les ſemences froides & la
» graine de pavots blancs, ou de juſ-
» quiame.

» 9°. S'il ſe forme, ou s'il s'étoit
» déja formé des ulcères qui rendent
» du pus ou de la ſanie, il faut les
» déterger & les cicatriſer. On les dé-
» terge en les injeƈtant d'une ſimple
» décoƈtion d'orge avec le miel de
» Narbonne, &c. . . . . . ou on les cica-
» triſe, &c.

» On achèvera la guériſon par l'u-

» fage du lait d'âneffe ou de vache,
» ou par la boiffon des eaux minérales
» dans la faifon convenable ; & s'il
» couloit encore quelque peu de mu-
» cofité ou de fanie, on emploiera les
» injections defficatives & aftringen-
» tes, &c. »

Quelque longue que foit cette cita-
tion, nous avons cru n'en devoir rien
retrancher, pour que les Malades qui
ne font pas à portée de faire ufage de
mon remède, connoiffent du moins les
palliatifs de toute efpèce qu'ils peuvent
employer ; car les fondes de plomb ne
font pas autre chofe, quand même elles
feroient frottées de mercure, comme
Paré le confeille, dans la vue de fé-
cher & de cicatrifer l'ulcère, que les
confomptifs dont il fait ufage laiffent
dans l'urèthre à la place des carnofités
qu'ils ont détruites. « Pour même effet,
» dit-il, on ufera des verges ou fondes
» de plomb les plus groffes que le Pa-
» tient pourra endurer, & icelles met-
» tre dans la verge, jufque fur lefdits
» ulcères, les ayant premièrement
» frottées de vif-argent, & les y te-
» nir jour & nuit, le plus long-temps
» que le Patient pourra. Elles ont

» vertu de deffécher, cicatrifer & di-
» later le conduit de l'urine fans au-
» cune douleur, & gardent que les pa-
» rois des ulcères ne fe touchent. »

Mais quelle confiance peut-on avoir
aux promeffes de Paré, quand on fait
que les frictions mercurielles générales
ou le grand remède qui fait rouler
long-temps dans le fang une grande
quantité de mercure, n'eft pas plus
efficace pour la cure des carnofités, ou
de la gonorrhée vénérienne, que les
frictions particulières, ou celles qui fe
font fur le périnée & la verge, &
même celles qui fe font dans l'intérieur
de cette partie ? Le feul effet conftant
des fondes de plomb eft de dilater le
canal, en procurant l'affaiffement des
obftacles qui s'y rencontrent & qui
bouchent le paffage de l'urine : encore
ce palliatif n'opère-t-il fouvent que
très-imparfaitement, puifqu'il eft certain, par des obfervations, que l'u-
rèthre fe rebouche quelquefois peu de
temps après qu'on a retiré la fonde, &
que, pour donner à l'urine la liberté
de fortir une feconde fois, il faut
frayer encore le paffage avec la fonde
de plomb.

H iv

En difant que cette pratique n'eft purement que palliative, j'évite au Lecteur la répétition des réflexions que j'ai faites fur les autres palliatifs, defquels j'ai fait voir en détail qu'ils ne pouuent remédier aux différens vices de l'urèthre, qui caufent la ftrangurie vénérienne. Si donc je ne condamne pas abfolument l'ufage des fondes de plomb, c'eft qu'il vaut mieux ufer d'un remède palliatif, tout imparfait qu'il peut être, que de s'expofer à une ifchurie mortelle. Au refte, il feroit à fouhaiter que ceux qui pourront fe mettre affez à temps entre mes mains, pour ne point courir le danger de l'ifchurie, n'en fiffent point ufage ; car une longue expérience m'a fait connoître que ceux qui l'ont fait, ont plus de peine à guérir ; & il n'eft pas difficile de deviner pourquoi. Le frottement continuel ou fréquent d'un corps dur, comme le plomb, rend les carnofités plus compactes, & par conféquent plus difficiles à être pénétrées par les parties actives de mon remède : ainfi, fi l'ufage des fondes de plomb a fes avantages, il a auffi fes inconvéniens. Terminons ce que nous en devons dire par les paroles de M. Col de Villars, qui leur préfère fes bougies de toile, comme nous l'avons dit plus haut d'après lui. « Quoique les » verges de plomb foient flexibles, elles » ne laiffent pas d'être fragiles ; elles » peuvent fe caffer dans la veffie ou » dans l'urèthre, par quelque mouve- » ment ou quelque fituation extraor- » dinaire & imprévue. Si la pointe fe » rompoit dans la veffie, elle pourroit, » en y reftant, fervir de noyau à une » pierre. Si la verge fe caffoit dans l'u- » rèthre, il feroit difficile d'en faire for- » tir le morceau. D'ailleurs, quoique le » plomb foit fouple & liant, il eft tou- » jours beaucoup plus dur que l'urèthre; » il pourroit donc meurtrir ce canal, & » on ne l'y fouffriroit qu'avec peine. »

Il eft certain que mes fondes ne font point fujettes à ces inconvéniens. La chaleur de l'urèthre les ramollit, fans pourtant rien diminuer de leur diamè- tre ; elles fe prêtent donc à tous les mouvemens que le Malade peut faire ; & elles ne meurtriffent pas l'urèthre, comme le feroit un corps dur. Cependant le feul contaĉt de ce corps flexi- ble eft quelquefois incommode à ceux qui ont l'urèthre fort fenfible, du moins les premiers jours qu'ils en font ufage.

Strangurie vénérienne des femmes.

Si les femmes font expofées, comme les hommes, à être attaquées de la gonorrhée virulente, elles ne le font que rarement de la ftrangurie habituelle, & la raifon en eft fimple : c'eft que, quoi qu'en dife Palfin, ce n'eft point dans les proftates que leur gonorrhée a fon fiège le plus ordinairement. Un fimple coup d'œil fur la difpofition des parties naturelles des femmes rend cette vérité fenfible. Il ne fe forme communément d'ulcères que dans les parties expofées au contact immédiat des liqueurs féminales, altérées par le virus. Or, de toutes les parties naturelles des femmes, les proftates font celles qui font les plus hors d'atteinte. Les plus expofées font les lacunes ou glandes du vagin, parce qu'elles font abreuvées de liqueurs féminales, & pénétrées des parties volatiles du virus ; enfuite ce font les glandes de Cowper, fituées près de

l'anus, parce que leurs orifices, qui
s'ouvrent auprès de la naiſſance des
caroncules myrtiformes, ſont arroſés
de la ſemence qui s'écoule du vagin.
Quant aux proſtates, ou à la proſtate,
qui dans les femmes embraſſent l'urèthre, & s'ouvrent près du clitoris par
deux canaux excrétoires, il n'eſt guère
ordinaire qu'elles contraČtent de virus.
Ces canaux excrétoires peuvent tout
au plus être quelquefois baignés par
la ſemence qui, dans certaines occa-
ſions, s'échappe prématurément ; mais,
dans ce cas, ils ne ſont expoſés qu'au
ſimple contaČt, puiſque la ſemence
s'écoule ſur le champ. On doit appliquer avec beaucoup de raiſon aux lacunes de l'urèthre ce que je dis des
proſtates, puiſqu'elles ne s'ouvrent au
dehors par aucun canal.

Ce que je viens de dire de la manière dont les proſtates peuvent être
infeČtées chez les femmes, ſe trouve
très-conforme à la doČtrine de M. Col
de Villars, au ſujet de la gonorrhée
des filles non déflorées. Voici comment
il s'explique dans ſon *Cours de Chi-*
rurgie, Tome IV, page 180.
« Si une jeune fille ſe trouve avoir

» un écoulement semblable à celui de
» la gonorrhée virulente, avec les
» mêmes symptômes, on ne se trom-
» pera pas de croire que c'est cette
» maladie, & qu'elle est causée par les
» approches d'un homme attaqué du
» mal vénérien. Il est très-rare qu'une
» fille ait des fleurs blanches avant
» l'âge de puberté. Cependant l'on a
» vu de petites filles de quatre, six &
» huit ans, attaquées d'une gonorrhée
» virulente, sans avoir été violées,
» c'est-à-dire, sans avoir souffert d'in-
» troduction, & sans que l'hymen ait
» été déchiré ; mais elles avoient été
» tourmentées & violentées par les
» approches d'un homme gâté. »

Quoiqu'il soit rare que les femmes
aient une strangurie habituelle, par les
raisons que j'ai expliquées, il y en a
pourtant des exemples , soit que le
virus ait pénétré dans leurs prostates
par les conduits excrétoires, ou que
la vapeur virulente de quelque ulcère
vénérien, placé dans le vagin au voi-
sinage des prostates , ait infecté la liqueur qu'elles séparent, & que celle-ci
à son tour ait corrompu celle qui se
sépare dans les glandes de l'urèthre;

ce qui eſt, ſelon moi, fort poſſible. M.
Aſtruc, *Liv. III*, *chap. 4*, dit « qu'il
» a vu quelques femmes attaquées de
» ſtrangurie à la ſuite d'une gonor-
» rhée, parce que les proſtates groſſies
» & calleuſes rétréciſſoient, par leur
» compreſſion, le canal de l'urèthre.
» J'ai même obſervé une fois, ajoute-
» t-il, dans une femme, que les proſta-
» tes ayant ſuppuré, & étant devenues
» fiſtuleuſes, elles s'ouvrirent par les
» ſinus latéraux dans ce canal, où elles
» verſoient continuellement un pus fort
» âcre, & cauſoient ſouvent par-là la
» ſtrangurie. » J'ai vu à Milan des cas
parfaitement ſemblables, comme je
l'ai remarqué dans mon Mémoire à
M. de Garelli.

Quand les femmes ont le malheur
de ſe trouver dans cet état, ma méthode leur eſt plus néceſſaire qu'aux
hommes même, comme je l'ai obſervé
dans ma première édition. Il ne faut,
pour ſe convaincre de cette vérité,
que faire attention au peu d'effet qu'o-
pèrent en elle les remèdes connus juſqu'ici. Ils font, en effet, bien moins
encore que chez les hommes. Comme
elles ont le canal de l'urèthre court

& large, l'urine fort avec plus de facilité & de rapidité, & par conséquent ne peut faire que peu d'impreffion.

Les remèdes internes, chariés par les urines, n'en fauroient donc faire pareillement qu'une fort foible. Les injections employées fi communément dans la même maladie, péchent auffi par le même endroit. Il n'eft point poffible chez les femmes de les empêcher de fortir promptement; au lieu que nous les retenons chez les hommes auffi long-temps que nous voulons. D'ailleurs, fi le fiège de la gonorrhée n'eft pas dans l'urèthre, comme nous avons remarqué qu'il eft rare qu'il y foit, les remèdes parviennent à peine à la partie malade, & même n'y parviennent prefque jamais. Ceux que j'emploie, au contraire, agiffent fur le vice local; &, quelque fordide que foit l'ulcère, ou quelque part qu'il foit placé, ils agiffent avec le même fuccès que chez les hommes.

Je remarquerai en paffant, que rien n'eft plus commun que de confondre les fleurs blanches & la gonorrhée virulente. Il eft même quelquefois très-difficile de les diftinguer par les fignes.

rationels ; mais voici un caractère auquel on ne peut se méprendre. La gonorrhée supposant un ulcère, pour peu qu’elle ait vieilli, l’inspection suffit pour en découvrir l’existence. Dans ce cas, mes remèdes termineront en peu de temps une maladie qui, sans leur secours, est presque toujours incurable.

Il me paroît que je me suis assez étendu sur tous les remèdes qu’on a employés jusqu’à moi contre la gonorrhée habituelle. Mais, comme ce n’est que par comparaison que j’ai parlé des miens, lorsque l’occasion s’en est présentée, je suis persuadé qu’on desire de moi que j’en dise quelque chose de plus particulier. Je vais donc satisfaire la curiosité des Lecteurs, autant que le mystère que je suis obligé de faire du fond de mon remède, me permet de m’expliquer (a).

Quoique j’aie cultivé & exercé avec toute l’application possible les diffé-

(a) Cette phrase ayant été faite pour les éditions de mes Ouvrages qui ont précédé la publication de mon remède, on ne doit plus y avoir égard présentement que je l’ai rendu public.

rentes branches de la Chirurgie, tant en France, qu'en Italie & en Allemagne, principalement à Milan & à Vienne en Autriche, où j'ai été fixé par les emplois de Chirurgien des Armées & Hôpitaux du feu Empereur Charles VI, je ne diſſimulerai pas cependant que je me ſuis plus particulièrement attaché aux maladies vénériennes, & ſur-tout à celles de l'urèthre. J'ai éprouvé long-temps l'inſuffiſance des ſecours que l'on emploie ordinairement pour détruire les malheureux reſtes des gonorrhées, & j'avoue que je dois ma découverte au déſeſpoir où je fus de ne pouvoir réuſſir à guérir un Seigneur, à qui j'aurois voulu conſerver la ſanté aux dépens de la mienne, tant j'étois pénétré de ſes bontés à mon égard. Je me retournai donc de tant de façons, que la maladie fut obligée de céder; &, ſi je ne donnai pas pour lors à mes préparations toute la perfection qu'elles ont aujourd'hui, je fus du moins convaincu que j'avois trouvé le fond d'un remède & d'une méthode infaillible.

Je me confirmai dans cette idée par des épreuves réitérées & toujours heureufes, faites fous les yeux des Médecins & Chirurgiens les plus habiles, & fur-tout de M. le Comte de Garelli, premier Médecin de l'Empereur, & de M. Colli, Médecin de l'Hôpital des Efpagnols noirs, à Vienne. Après m'être ainfi affuré de l'efficacité de mon remède, & en avoir fait les premiers effais dans les pays étrangers, je crus me devoir à ma patrie ; & je pris le parti de me rendre de Meffine en France. J'abordai à Marfeille, où l'occafion de travailler fe préfenta bientôt. J'eus le bonheur d'y attirer, par mes fuccès, un grand nombre de Malades. J'y avois paffé deux ans avec beaucoup d'agrémens, lorfque M. de la Peyronie, toujours attentif au bien public, toujours zélé pour l'honneur de fa profeffion, me fit celui de me preffer de venir à Paris, comptant que j'y ferois plus à portée de me rendre utile. J'y arrivai au mois de feptembre 1745.

J'y fuis le plan d'occupations que je m'étois formé il y a long-temps. Je me confacre tout entier aux maladies de l'urèthre, fans entreprendre la cure d'aucune autre maladie chirurgicale, à moins que des circonſtances particulières ne m'obligent d'en agir autrement. C'eſt la conduite que j'ai tenue à Marſeille, & long-temps avant mon arrivée en France; & ſi l'on veut juger des ſervices que j'ai rendus au Public dans cette partie, les Lecteurs n'auront qu'à ſe repréſenter près de ſept à huit mille Malades qui m'ont paſſé par les mains pour maladies de l'urèthre, deſquels probablement deux tiers ſeroient morts, après bien des ſouffrances, ſi l'on doit s'en rapporter à ceux qui les ont vus avant moi. Sur ce grand nombre, à peine s'en trouve-t-il deux cents qui n'aient pas été parfaitement guéris, parce qu'il y avoit complication de la maladie que je traite, avec quelque autre qui n'eſt point de ma compétence. On en trouvera quelques exemples dans pluſieurs de mes Obſervations des éditions précédentes. Il en eſt mort quelques-uns, mais toujours de maladies compliquées avec celles de l'urèthre.

Depuis mon retour en France, j'ai traité ſoixante-neuf Officiers, la plupart avancés dans le ſervice, dont les uns avoient été obligés de le quitter

par impuiſſance de le continuer; & les
autres auroient été obligés de le faire,
quoique jeunes, par la même raiſon.
Il n'en eſt mort qu'un ſeul; & MM. de
Rabours, Médecin de la Faculté de
Paris, & Morand, Maître en Chirurgie, ſont en état d'atteſter que c'eſt
d'une maladie toute différente de celle
que je traite. Il étoit Officier dans le
régiment de Saintonge.

Cet Officier n'eſt pas le ſeul dans le
traitement duquel j'ai été bien aiſe de
mettre ma conduite en évidence. Voici
comme je me comporte avec tous ceux
qui s'adreſſent à moi. Je fais donner à
chaque perſonne une hiſtoire détaillée
de ſa maladie, depuis ſon commencement juſqu'au jour qu'il me conſulte,
& je la lui fais ſigner. Je lui demande
enſuite s'il a un Médecin ou un Chirurgien de confiance, ſinon j'en prie
un de venir pour vérifier ſon état. Je le
mets alors dans l'uſage de mes remèdes; &, quand il eſt guéri, je fais conſtater la guériſon par le même Médecin
ou Chirurgien qui a été témoin de la
maladie.

Ce qui ſurprend les Malades, & plus
encore les gens du métier, c'eſt que je

n'assujettis les premiers à aucun régime pendant l'usage de mes remèdes, pourvu que le leur soit assez réglé. Si j'en croyois des personnes distinguées par leur mérite, je commencerois par les mettre dans l'usage des antivénériens, parce que les vices que je traite étant produits par un virus, elles s'imaginent qu'il n'a pu manquer de s'insinuer dans le sang, & de produire une vérole caractérisée, ou du moins des semences de cette maladie, que mes remèdes topiques ne font pas en état de détruire. Ce raisonnement est assez judicieux pour mériter une réponse.

Je ne conteste pas qu'il n'y ait de mes Malades attaqués de la vérole ; mais il est certain que le grand nombre ne l'est pas : il seroit donc absurde de les faire passer tous, sans distinction, par le grand remède.

Quant à ceux qui en ont besoin, il ne m'est pas possible de m'y méprendre. Je ne puis venir à bout de cicatriser l'ulcère que mes remèdes ont reproduit, tant qu'il circule dans le sang un virus vénérien. Dès que je vois donc que la cure s'alonge au-delà du temps ordinaire sans cause évidente, je m'en prends à un virus qui infecte le fang, & je ne m'y trompe jamais. Dans ces cas, je fais ufage du fpécifique ; &, le virus étant détruit, l'ulcère fe confolide.

Au refte, il peut y avoir dans le fang quelque chofe de vénérien, fans qu'il y ait pour cela une vérole complette ; & tel eft l'effet de la fuppuration que mes remèdes produifent, qu'elle fuffit pour féparer du fang le virus qui s'y eft gliffé. C'eft ce qui eft évidemment prouvé par plufieurs de mes obfervations ; & il n'y a rien de merveilleux en cela ; car, quoique le virus peftilentiel foit répandu dans toute la maffe du fang, il en fort pourtant par la fuppuration d'un bubon ou d'un charbon, quand elle fe fait bien. Il arrive encore la même chofe aux parotides & dans d'autres cas. Pourquoi le virus vénérien ne pourroit-il pas fortir de même par une feule partie ? Il faut pourtant convenir que quelques Malades à qui j'avois confeillé le grand remède, n'ayant pas voulu fuivre mon avis, parce qu'ils étoient contens de leur état, ont effuyé quelques accidens ; mais ils ont été plus effrayans que dangereux.

Mais, quand il feroit néceffaire d'u-
fer toujours du fpécifique, je me gar-
derois bien de commencer, par fon
application, la cure des maladies de
l'urèthre. Je me fuis inftruit aux dépens
des autres. Je fais, par les relations de
plufieurs perfonnes que j'ai traitées, je
ne dis pas que le grand remède eft in-
fuffifant pour guérir, ou même pour
foulager les maladies de l'urèthre, mais
qu'il eft fouvent très-préjudiciable à
ceux qui en font attaqués ; & c'eft ce
qui arrive toutes les fois qu'il fe détermine à faire fon opération par la voie
des urines ; détermination qui dépend
de la difpofition naturelle du Malade,
ou de celle que les préparations lui ont
donnée. Mais lorfque mes remèdes ont
rendu libre le canal de l'urèthre, il me
devient indifférent que le mercure agiffe
du côté de quelque excrétoire que ce
foit. Mes Malades en fentent tous les
avantages, fans en craindre aucun inconvénient. Ce que je dis du mercure,
doit s'appliquer également à tous les
antivénériens dont je fais ufage, fuivant les indications qui fe préfentent.

Il eft clair, ce me femble, par le
raifonnement que je viens de faire, que

l'application de mon remède n'eſt pas purement empyrique, comme quelques perſonnes l'ont prétendu. Tous mes Malades ſavent d'ailleurs que j'ai des ſondes de différentes vertus, dont l'application demande du choix. Il y a plus : il ſurvient tous les jours, dans le traitement, des accidens auxquels je remédie, & par conſéquent j'en connois la nature. Je ſais d'ailleurs diſtinguer celui des obſtacles que mes ſondes rencontrent dans l'urèthre ; ce qui vient de la longue habitude de les manier. Si je ne puis tranſmettre à d'autres ces connoiſſances, voici du moins ſur quoi ils peuvent compter. Lorſque la ſortie de l'urine eſt précédée de celle du pus , ſans avoir beſoin de mes ſondes, on peut être ſûr que l'ulcère ſe trouve placé dans l'urèthre même ; au lieu que, quand le pus ſort après l'urine, il eſt placé dans le corps de la proſtate, ou dans la veſſie. Il eſt aiſé de rendre raiſon de ces diagnoſtics. L'urine, en rempliſſant le canal, pouſſe devant elle ce qu'elle y trouve ; par conſéquent, elle en fera ſortir le pus qui s'y eſt épanché : quand le pus ſort après l'urine, il ne peut venir que d'un corps qui ſouffre une compreſſion, lorſque la dernière goutte de l'urine eſt exprimée; & c'eſt ce qui arrive à la proſtate qui eſt alors comprimée par ſes muſcles qui entrent en contraction. J'obſerverai encore qu'en preſſant le périnée, on ſent une douleur ſourde à l'endroit où la proſtate eſt ſituée. J'avertis, à ce propos, que ceux qui ont le malheur d'avoir des ulcères dans cette partie, & à plus forte raiſon dans les véſicules ſéminales, ne ſeront point guéris par l'uſage de mon remède, dont la vertu ne s'étend pas au - delà des parties auxquelles il touche. Mes ſondes agiſſent bien, comme je l'ai remarqué dans la Préface de ma première Edition, ſur les canaux excrétoires des réſervoirs qui ſe dégorgent dans l'urèthre; c'en eſt même ſouvent aſſez pour dégager entièrement ces parties, & les remettre dans leur premier état : mais ſi l'ulcère qui s'y trouve eſt aſſez ancien, ou d'un caractère aſſez malin pour que leur ſubſtance ſoit détruite, mes ſondes n'agiſſant pas au-delà du canal, la cure de la maladie eſt alors impoſſible. Heureuſement pour les hommes,

ces

ces cas font rares , puifque je guéris toutes fortes de gonorrhées ou fuites de ces maladies ; ce qui feroit une preuve du fentiment du Docteur Cokburn, qui prétend que les proftates , ni les véficules féminales , ne font jamais attaquées dans la gonorrhée.

Voilà ce que les vices de l'urèthre ont de plus embarraffant pour le diagnoftic & le pronoftic ; car , s'il ne fe rencontre que des obftacles fans fuppuration, il eft aifé de concevoir que ce font, ou des callofités ou des fongofités ; & la connoiffance anatomique de la partie malade donne celle de la partie de l'urèthre qui eft attaquée.

Je termine ces réflexions, peut-être déja trop longues, par la réponfe à quelques objections qui m'ont été faites.

On a dit que mon premier volume étoit une affiche uniquement deftinée à m'attirer des malades , & qu'on n'y apprenoit rien.

Je conviens que fi la maladie que je traite étoit dans l'ordre commun , il y auroit un ridicule à faire annoncer qu'on la guérit ; mais je n'en vois aucun , quand il s'agit de faire connoître à tous les hommes, qu'on guérit une maladie fort commune , & que tous les Auteurs regardent comme incurable ; car les parties intéressées pourroient - elles le deviner ? Une autre raison qui m'a déterminé à faire ma première édition , c'est afin que les malades qui ne sont point à portée de me consulter, fussent en état de juger par eux-mêmes , s'ils sont dans le cas d'avoir besoin de mon secours ; & c'est ce qu'ils peuvent faire assez aisément, par la comparaison des accidens de leur maladie , avec ceux des malades qui font le sujet de mes observations. Ce moyen est sans doute le meilleur que l'on puisse imaginer; & cependant il n'a pas toujours été suffisant pour instruire précisément tous les malades , de la nature de leurs maux.

Mon ouvrage n'avoit donc d'autres objets que ceux dont je viens de parler ; & je croirois travailler utilement pour le Public, en me renfermant encore aujourd'hui dans le même plan : mais on trouvera quelque chose de plus dans celui-ci, comme on l'aura vu par la lecture de ces réflexions. Je dirai même qu'on ne pourra plus raisonnablement me reprocher que je n'ai travaillé que pour m'attirer des Malades ; car mes remèdes font tellement connus dans la France & dans les Pays étrangers, que je fuis tous les jours obligé de différer le traitement des moins incommodés, pour avoir le temps de traiter ceux qui preffent le plus.

Au refte, quel reproche fondé pourroit-on me faire, quand je voudrois attirer les Malades à moi ? Si c'eft mon intérêt, c'eft également le leur, puifque je leur procure un rétabliffement qu'ils chercheroient inutilement ailleurs. Et de plus, affez de perfonnes cherchent à les détourner de fe mettre entre mes mains, pour que je contre-balance les efforts qu'ils font pour me nuire. Voici, en effet, les difcours qu'on affecte de répandre pour y réuffir.

On dit que je ne guéris pas les maladies de l'urèthre, parce qu'elles font incurables ; que, fi je les guéris, ce n'eft que pour un temps, & que les mêmes accidens reparoiffent ; & que je mets mes peines à un prix exorbitant. Je terminerai ce difcours par la réponfe à ces objections.

1°. Il eft certain que je guéris les vices de l'urèthre. Toutes les obfervations que j'ai rapportées font atteftées par les plus célèbres Médecins & Chirurgiens de Paris & de Londres. C'eft donc à eux à me défendre contre la première accufation : elle les regarde autant que moi.

2°. Je défie qu'on me cite aucun Malade, de ceux que j'ai traités des vices de l'urèthre, exempts de complication, & que je pouvois par conféquent guérir, qui aient vu reparoître leurs accidens. On pourra bien peut-être m'en citer qui ont eu, depuis leur guérifon, de nouvelles galanteries ; mais mon remède n'eft pas un préfervatif. Il eft vrai que de-là on ne peut pas conclure que les accidens ne paroîtront jamais ; mais je réponds :

1°. Que, quand ma cure ne feroit que palliative pour un nombre d'années, ce feroit un avantage ineftimable pour les Malades ; car, c'eft autant d'années écoulées, fans être expofé à un danger continuel de mort, & même fans être expofé aux fouffrances inféparables des maux que je traite.

Je dis, 2°. que les accidens ne doivent pas revenir, car ce n'eft point en affaiffant les callofités ou les fongofités, en procurant une cicatrice telle quelle aux ulcères, que je guéris les uns & les autres ; c'eft en fondant par la fuppuration & détergant enfuite, que je ferme & confolide les ulcères, après avoir détruit le virus qui peut fe trouver dans le fang. La caufe étant détruite, l'effet doit ceffer ; & voilà pourquoi aucun des Malades que j'ai traités à Marfeille n'eft retombé dans les mêmes accidens, comme il paroît par la lettre de M. Bertrand, que l'on trouvera ci-après.

3°. La vie étant par elle-même d'un prix ineftimable, ne peut par conféquent fe payer trop cher. Je fuis même perfuadé que l'exemption des douleurs, quand elles ne feroient point produites par une caufe qui met la vie dans un danger continuel, ne feroit pas d'un moindre prix. Quelque fomme que j'exigeaffe donc pour mes peines, on n'auroit point de reproche raifonnable à me faire ; mais il s'en faut de beau-

coup que je tienne une pareille conduite. Je partage les malades en trois
claſſes ; celle des riches, celle des pauvres , & celle qui eſt entre ces deux
extrémités. Je traite *gratis* les pauvres ;
je m'en ſuis toujours fait un devoir,
& j'eſpère ne m'en jamais écarter. Je
demande à ceux de la claſſe moyenne
quelles ſont leurs facultés ; & j'y
proportionne mes honoraires. Je puis
citer beaucoup d'exemples de cette vérité ; & l'on a vu, dans des Ouvrages
périodiques, une Lettre de M. Reſtou-
ble , Négociant de Montpellier , qui
en eſt une preuve parlante. En conſéquence de ce plan , je pourrois exiger
des honoraires très-conſidérables des
perſonnes riches ; mais, s'il eſt naturel
qu'elles me dédommagent du peu que
me produit ma découverte , lorſqué
j'en fais uſage pour les malades des
ſeconde & troiſième claſſes , je ſens
qu'il y auroit de l'inhumanité à
profiter de leur état pour les tyran-
niſer ; & je ne leur demande pas plus
qu'on ne paie communément les bons
Opérateurs, pour les grandes opérations qu'ils exécutent. Comme mes
remèdes & mon temps me coûtent , &

que d'ailleurs je fais pour les malades ce que d'autres ne pourroient faire, il est naturel que je fois aussi bien traité que ceux qui n'ont que des connoissances communes à plusieurs Chirurgiens ; mais, encore un coup, je me comporte toujours avec les riches, de manière à ne point déshonorer, par un vil intérêt, une Profession aussi noble que celle de la Chirurgie ; & cela est si vrai, que la reconnoissance de plusieurs d'entr'eux a poussé la récompense beaucoup au-delà de ce que je me croyois autorisé à leur demander.

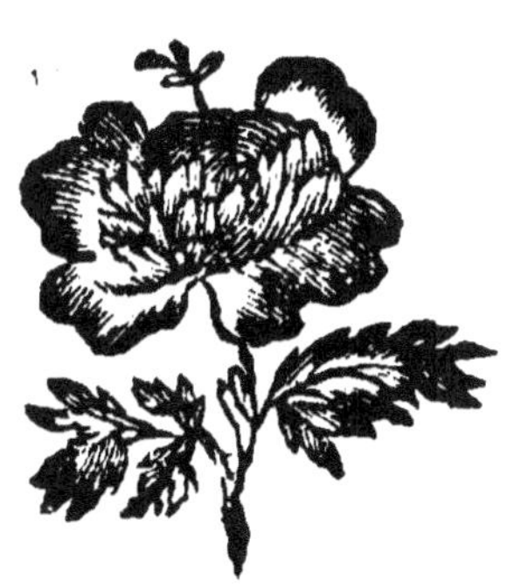

EXPLICATION

De quelques Termes d'Art, répandus dans cet Ouvrage.

DYSURIE. Difficulté d'uriner, accompagnée de douleur & de beaucoup de chaleur, dans laquelle l'urine coule pourtant sans interruption, & souvent en la quantité requise.

On l'appelle auſſi *Ardeur d'urine*, parce qu'il ſemble que l'urine, en ſortant, brûle l'urèthre.

Iſchurie. Entière ſuppreſſion d'urine.

Rétention. Ce terme eſt ſynonyme avec le précédent ; j'ai cru pourtant pouvoir l'employer quelquefois à la place de *Strangurie*, réſervant le nom d'*Iſchurie* pour les cas où la la ſuppreſſion étoit entière.

Strangurie. Envie fréquente & involontaire d'uriner, dans laquelle l'urine, au lieu de ſortir uniment & par un fil continu, ne coule qu'à

reprifes , avec beaucoup de douleur & de cuiffons , en fort petite
quantité , ou feulement goutte à
goutte. Il y a plufieurs Obfervations
dans cet Ouvrage , où , quoique ce
fymptôme eût lieu, je ne l'ai pas
toujours mentionné. Je me fuis contenté pour lors de le défigner ; quelquefois je l'ai fous-entendu.

Urèthre. Canal par lequel l'urine , au
fortir de la veffie, eft conduite hors
du corps.

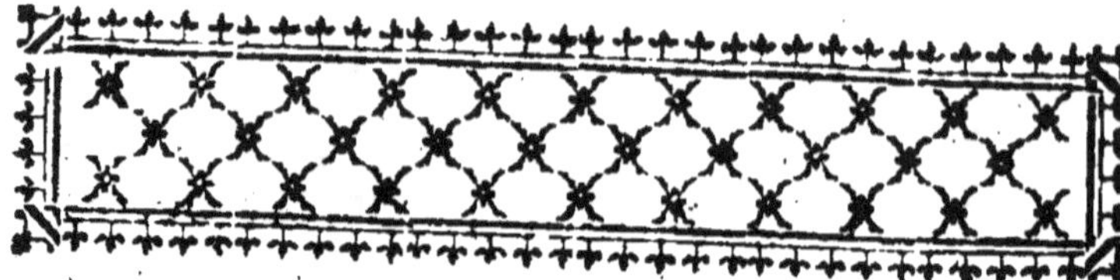

EXTRAIT

DE
QUELQUES LETTRES
Qui conftatent l'efficacité du Remède de M. DARAN.

LETTRE

De M. le Comte de MORETON-CHABRILLANT, *à M. de la Peyronie, prémier Chirurgien du Roi.*

« MONSIEUR,

» JE n'ai jamais oublié les bontés que
» vous avez toujours eues pour ma fa-
» mille & pour moi, qui eus l'hon-
» neur de vous écrire en 1738, pour
» vous confulter fur une difficulté d'u-
» riner. Vous eûtes la bonté de me
» recommander à M. Guillamardet,

» qui eut tous les égards qu'il devoit
» avoir à une si grande recommanda-
» tion ; mais son opération n'eut pas le
» succès defiré ; &, bien loin de-là,
» c'eft qu'après m'avoir introduit fon
» remède, il me brûla d'une fi grande
» force, & le canal fe boucha telle-
» ment, qu'il ne me fut plus poffible
» d'uriner par cette voie, jufqu'à ce
» que M. Desfournier, mon beau-
» frère, pria M. Petit de me voir ;
» & ce Chirurgien ne trouva pas
» d'autre remède prompt à me fou-
» lager, que de me faire ce qu'on
» appelle la ponction au périnée, par
» où je rendois enfuite les urines. Il
» crut alors pouvoir me guérir, en me
» faifant paffer par le grand remède ;
» mais ce remède, quoique employé
» avec la plus grande pratique, ne
» produifant aucun bon effet, je me
» mis entre les mains d'un nommé Li-
» vernet, qui avoit de la réputation
» pour la guérifon de ces maux. Il me
» tint pendant un mois, fans pouvoir
» pénétrer dans la veffie. Ne pouvant
» plus fouffrir fon remède, qui ne
» m'apportoit aucun foulagement, je
» pris la réfolution de m'en revenir en

» Provence, où il me prenoit très-fou-
» vent des accidens de rétention totale.
» Il me survint aussi trois différens ab-
» cès, qui dégénérèrent en fistules, de
» façon que je ne rendois plus les urines
» que par ces trois endroits, & le trou
» que m'avoit fait M. Petit. Désespéré
» de jamais plus avoir de guérison,
» ni même de soulagement à mon mal,
» je passois la vie la plus malheu-
» reuse, lorsque le bruit de la renom-
» mée m'apprit que M. Daran, nou-
» vellement arrivé à Marseille, gué-
» rissoit ces maux aisément. Je me
» rendis chez lui; & après m'avoir
» examiné, il me dit que malgré mon
» fâcheux état, & quoique je ne ren-
» disse plus une seule goutte d'urine
» depuis un an entier par la voie ordi-
» naire, mais seulement par les quatre
» fistules, il me guériroit radicalement;
» &, graces au Seigneur, il a bien
» tenu parole, car après un traitement
» de quelques mois, sans avoir jamais
» souffert aucune douleur, il m'a ou-
» vert le canal qui étoit bouché en-
» tièrement; les fistules ont disparu;
» & présentement je me porte aussi
» parfaitement qu'avant d'avoir jamais

» eu aucun mal. Tous les Officiers de
» mon Bataillon, qui ont su ma ma-
» ladie, sont témoins de ma parfaite
» guérison. Pardon, Monsieur, si je
» vous ai fait un si long détail : les
» motifs qui m'y ont engagé, sont,
» premièrement, pour vous rappeler
» mon ancien état, & faire voir que
» je suis en situation de servir aussi bien
» qu'aucun autre Officier des troupes
» du Roi; secondement, pour rendre
» justice à la bonté de la méthode de
» M. Daran. »

Signé, MORETON-CHABRILLANT.

A Bordeaux, le 23 septembre 1745.

LETTRE

De M. Chicoyneau, premier Médecin du Roi, à M. Bertrand, Doyen des Médecins de Marseille.

« L'obligation dans laquelle nous
» sommes, Monsieur, de nous
» assurer, autant qu'il nous est possible,
» de l'efficacité des méthodes ou des
» remèdes nouvellement découverts,
» & réputés spécifiques pour la gué-
» rison de certaines maladies, m'en-
» gage à m'adresser à vous, comme à
» un Maître de la profession des plus
» distingués par ses lumières & par son
» expérience, & en même temps des
» mieux instruits de ce qui concerne
» la méthode de M. Daran, Maître
» Chirurgien, pour le traitement des
» ulcères fistuleux, des carnosités ou
» autres maux de l'urèthre. Les grands
» succès qu'il a déja eus dans ce pays,
» depuis son arrivée, ne nous laissent
» aucun lieu de douter que sa méthode
» & les remèdes qu'il emploie dans

» ces fortes de cas, ne foient des plus
» utiles & des plus efficaces. Le nom-
» bre de cures des perfonnes de toutes
» fortes de conditions, qui réufliffent,
» pour ainfi dire, fous nos yeux, &
» qui font atteftées, tant par ceux qui
» les ont heureufement éprouvées, que
» par des témoins éclairés & dignes
» de foi, qui les ont fuivies, ne nous
» permet pas, dis-je, de les révoquer
» en doute. Mais comme notre con-
» viction particulière ne fuffit pas pour
» établir une perfuafion générale, &
» néanmoins néceffaire pour que tous
» ceux qui font attaqués des maladies
» ci-deffus mentionnées profitent des
» foins & des lumières de M. Daran,
» étant d'ailleurs informés que quel-
» ques Membres de la Profeffion,
» pouffés par des motifs de leur inté-
» rêt particulier, & fur-tout par celui
» d'une baffe jaloufie, font tous leurs
» efforts pour le décréditer, en répan-
» dant dans le Public, que les guéri-
» fons qu'il a déja opérées ne font point
» permanentes, ou, pour me fervir des
» termes de l'Art, radicales ; de ma-
» nière qu'on ne fauroit répondre que
» ces Particuliers prétendus guéris ne

» récidivent, ou ne foient à la veille
» de retomber dans le même état ; j'ai
» cru qu'il étoit de notre intérêt, &
» de celui du Public, de faire rendre à
» M. Daran la juftice qui lui eft due,
» par une perfonne de la Profeffion,
» dont la probité & la capacité font
» généralement reconnues, (qualités
» qu'on ne fauroit, MONSIEUR, vous
» refufer), & devoir vous prier de
» marquer fi les malades qu'il a trai-
» tés à Marfeille fous vos yeux, &
» qui vous font parfaitement connus,
» font encore dans le bon état où il
» les a laiffés comme parfaitement
» guéris, ou s'ils ont eu le malheur
» de récidiver. Je profite avec plaifir
» de cette occafion, pour vous renou-
» veler le témoignage des fentimens
» d'eftime & d'attachement avec lef-
» quels j'ai toujours eu l'honneur
» d'être,

» MONSIEUR,

» Votre très-humble &
» très-obéiffant ferviteur,
CHICOYNEAU.

A Verfailles, le 11 avril 1747.

RÉPONSE

De M. BERTRAND.

« JE m'acquitte, MONSIEUR, de
» la commiſſion dont vous m'avez ho-
» noré, & avec d'autant plus de plai-
» ſir, qu'elle me procure l'avantage
» d'entrer dans les vues que vous avez
» de favoriſer les progrès de la Méde-
» cine, & de conſtater l'efficacité d'une
» méthode de traiter les maladies de
» l'urèthre, que l'on peut regarder
» comme nouvelle & ſpécifique. Mais,
» avant que de vous rendre compte,
» permettez, MONSIEUR, que je
» vous faſſe mes excuſes ſur le retar-
» dement de ma réponſe. Pour me con-
» former à vos intentions, j'ai cru de-
» voir prendre ces informations moi-
» même ; & dans une grande ville on
» ne rencontre pas toujours les perſon-
» nes à qui l'on a à parler. J'ai d'abord
» tâché de découvrir les Malades que
» M. Daran a traités en cette ville.
» J'en ai vu le plus grand nombre ; &

» m'étant informé de leur état, ils
» m'ont tous affuré qu'ils font parfai-
» tement guéris; que depuis qu'ils ont
» été traités, ils ont toujours uriné li-
» brement & qu'ils n'ont plus été fujets
» à ces fâcheufes fuppreffions d'urine,
» qui, plus d'une fois, les avoient ré-
» duits à la dernière extrémité. A l'é-
» gard de ceux que je foupçonnois fe
» pouvoir faire une peine de fe décla-
» rer à moi, je m'en fuis informé par
» l'entremife de leur Médecin ordi-
» naire, à qui il eft à préfumer qu'ils ne
» doivent rien cacher, ou par quelque
» ami digne de foi. Ils m'ont tous affuré
» que ces malades font parfaitement
» guéris, c'eft-à-dire que le cours des
» urines eft libre, & qu'ils n'ont plus
» été dans la crainte de les voir fuppri-
» mées. Parmi ces malades, il en eft
» un qui date fa guérifon de plus loin
» que les autres, & qui, après avoir
» épuifé tous les remèdes que les plus
» habiles Médecins & Chirurgiens pou-
» voient lui avoir fuggérés, prit le parti
» d'aller joindre M. Daran à Naples,
» où il réfidoit alors; il en revint par-
» faitement guéri. Une guérifon qui fe
» foutient depuis tant d'années, fem-

» ble nous promettre que celles qu'il a
» faites ici ne feront pas moins conf-
» tantes. Quelques-uns de ces Mala-
» des, qui, enfuite des fuppreffions d'u-
» rine, avoient des fiftules au périnée,
» ont été entiérement guéris, & de la
» fiftule, & de la maladie de l'urèthre.
» J'ai vu moi-même M. Daran travailler
» fous mes yeux avec fuccès fur d'au-
» tres maladies chirurgicales. Flatté,
» MONSIEUR, par la confiance dont
» vous m'honorez, je m'eftimerois
» heureux fi je pouvois la mériter par
» quelque endroit, & encore plus parce
» qu'elle me fournit l'occafion de vous
» renouveler les affurances du pro-
» fond refpeʧ avec lequel j'ai l'hon-
» neur d'être,

» MONSIEUR,

» Votre très-humble &
» très-obéiffant ferviteur,
BERTRAND.

A Marfeille, le 22 Mai 1747.

EXTRAIT

D'une Lettre de M. BRUHIER, Docteur en Médecine, Censeur royal des Livres, & l'un des Auteurs du Journal des Savans; à M. Manget, Docteur aggrégé au Collège des Médecins de Genève.

«MONSIEUR,

» VOUS prenez trop d'intérêt au
» bien de la société, & spécialement à
» celui que la Médecine lui procure,
» pour avoir été indifférent sur les cu-
» res opérées par M. Daran. Vous
» n'ignorez pas que les maladies de
» l'urèthre, dont il fait & fera son
» unique occupation, ont toujours été
» la pierre de scandale de la Chirur-
» gie, comme l'objet des recherches
» & des études de ceux qui la profes-
» sent. Vous savez aussi que les succès

» n'ont point répondu aux peines qu'ils
» se sont données, & que, si quelques
» Malades ont eu le bonheur de gué-
» rir, le plus grand nombre, toujours
» flottant entre la vie & la mort, n'a
» pu soulager les vives douleurs dont
» il étoit la proie, & se garantir des ac-
» cidens les plus fâcheux & les plus me-
» naçans, que par une cure palliative.
» Heureux encore si le secours des son-
» des de plomb, ou autres équivalens,
» a pu prévenir les derniers malheurs,
» comme celui d'avoir le périnée cri-
» blé de fistules, ou d'être obligé,
» pour sauver une vie souvent plus
» à charge que la mort même, de
» s'en procurer, comme il arrive tou-
» jours à ceux que l'opiniâtreté des
» rétentions d'urine met dans la né-
» cessité de souffrir la ponction ou l'in-
» cision au périnée.

» Je vous ai promis de vous informer
» des succès de la pratique de M. Da-
» ran, qui viendroient à ma connoif-
» sance. Je suis présentement en état
» de satisfaire votre louable curiosité.
» Voici ce que j'ai vu, invité, comme
» bien d'autres, à suivre le traitement
» de quelques-uns de ces Malades.

» Le premier qui se présenta étoit
» un Charcuitier de cette ville, que
» je connoissois de longue main. Il
» avoit eu cinq gonorrhées, dont la
» dernière avoit été accompagnée d'un
» ulcère chancreux au prépuce, & de
» douleurs par tout le corps. Le grand
» remède, par lequel on l'avoit fait
» passer, n'ayant pas soulagé sa diffi-
» culté d'uriner, le plus incommode
» de tous ses accidens, il fût attaqué
» d'une rétention totale; & il étoit
» dans les horreurs de cet état, lors-
» qu'il vint chez M. Daran. Il le fit
» uriner sur le champ; il le mit ensuite
» à l'usage de ses remèdes. Je l'ai vu
» plusieurs fois chez M. Daran, se
» louant extrêmement de leur effet.
» Je l'ai rencontré depuis peu de
» temps, & il m'a encore tenu le même
» langage.

» Le sort d'un autre Malade que je
» vis en même temps, est bien plus
» triste à mon gré. Une seule gonor-
» rhée, des plus bénignes en appa-
» rence, & traitée fort méthodique-
» ment, produisit dans l'urèthre des
» embarras promptement suivis d'une
» diminution si considérable du fil des

» urines, que la rétention totale ne se
» fit guère attendre. M. Daran les fit
» sortir sur le champ, détruisit, en
» deux mois & demi, plusieurs ex-
» croissances qui obstruoient le canal,
» & renvoya le Malade parfaitement
» guéri.

» Le cas d'un troisième, qui vint
» exprès de Nevers pour se mettre en-
» tre ses mains, a beaucoup de ressem-
» blance avec le premier des précé-
» dens. Il n'avoit eu que quatre gonor-
» rhées bien traitées, & en apparence
» bien guéries. Cependant, huit ans
» après la dernière, il fut attaqué d'une
» rétention d'urine que rien n'avoit
» annoncée, & qui n'eut de rechute
» qu'au bout de quatre ans. Mais, cet
» accident devenant inséparable des
» moindres excès, le Malade songea
» à en faire détruire la cause, qui étoit
» une excroissance & un ulcère auprès
» des glandes de Cowper. Il y avoit
» quatorze heures qu'il n'avoit uriné,
» lorsqu'il se présenta à M. Daran.
» En deux mois il fut parfaitement
» guéri.

» L'observation suivante m'intéresse
» plus que les précédentes, parce que

» je n'en ai pas été un ſpectateur oiſif,
» M. Daran eſt dans l'uſage de n'en-
» treprendre aucun Malade, ſans le
» faire viſiter par un Médecin ou Chi-
» rurgien. Je fus choiſi pour cette fonc-
» tion, & j'appris de M. L.…. qu'ayant
» vécu au ſervice, comme font or-
» dinairement les Officiers, il avoit
» eu une chaudepiſſe cordée, qu'il
» crut parfaitement guérie; mais quel-
» que temps après, ſans avoir couru
» de nouveaux haſards dans ce genre,
» & même après avoir embraſſé une
» profeſſion bien oppoſée, il fut atta-
» qué d'une rétention d'urine ſi con-
» ſidérable, que ce ne fut qu'après
» beaucoup de remèdes qu'on put in-
» troduire l'algalie. Le même ſecours
» n'ayant pu être employé dans un pa-
» reil accident qui ſuivit de près, &
» ſachant du Chirurgien, que c'étoit
» par rapport à des excroiſſances qui
» bouchoient l'urèthre, il vint de Lyon
» à Paris ſe mettre entre les mains
» de M. Daran, qui lui trouva près des
» canaux excrétoires des véſicules ſé-
» minales, une excroiſſance qui me
» parut fort ſenſible par la douleur que
» produiſoit le contact de la ſonde,
» toutes

» toutes flexibles que foient celles
» qu'emploie M. Daran, & malgré la
» dextérité avec laquelle il les manie.
» Il repartit deux mois après, urinant
» à plein canal, & fans la moindre
» douleur.

» Ces cures, quoique belles, ne font
» pourtant rien en comparaifon de
» deux que je vous ai gardées pour les
» dernières, comme les plus brillan-
» tes, l'ordre des temps étant ici affez
» indifférent. L'une eft de l'Interprète
» du Roi, & l'autre d'un Officier de
» diftinction.

» Dix-huit ans fe font écoulés de-
» puis que le premier contracta une
» gonorrhée virulente, dont il fe crut
» bien guéri ; mais il y a quatre ans
» que l'écoulement reparut, quoique
» fans douleur. Deux ans après, les
» urines fortirent avec beaucoup d'ar-
» deur, & leur paffage devint fuccef-
» fivement fi difficile, qu'elles ne for-
» tirent plus que comme un filet, fou-
» vent goutte à goutte, & avec des
» douleurs infupportables. L'écoule-
» ment virulent continuoit toujours ;
» & pour furcroît de maux, il furvint
» une incontinence d'urine. Le canal de

K

» l'urèthre se trouva bouché à quatre
» ou cinq lignes du bout du gland,
» sans qu'il parût le moindre rétrécisse-
» ment de son diamètre , preuve cer-
» taine d'une vraie excroissance. Cette
» excroissance ne laissoit couler l'urine
» qu'à travers un petit trou , où le stylet
» le plus délié passoit à peine. M. Daran
» ayant fait visiter ce malade par une
» grande quantité de Médecins & de
» Chirurgiens , mit en fonte l'hypersar-
» cose , qui se trouva avoir près de
» trois pouces de longueur. Quand elle
» fut détruite , on découvrit un ul-
» cère près des prostates : il fut détergé
» & cicatrisé , & le malade parfaite-
» ment guéri en trois mois. Je le ren-
» contre tous les jours , jouissant de la
» meilleure santé. Je viens à la dernière
» histoire ; & je me renferme dans les
» circonstances les plus intéressantes.

» M. le Chevalier de G..... ayant
» eu plusieurs gonorrhées, s'apperçut
» d'une diminution si considérable du
» fil de ses urines, & fut en con-
» séquence attaqué de rétentions si
» cruelles, qu'il se mit entre les mains
» d'un prétendu guérisseur de carno-
» sités, qui porta dans l'urèthre un

» cauſtique, lequel, au lieu de dé-
» truire l'obſtacle, corroda non-ſeule-
» ment le canal même, mais juſqu'à la
» peau qui ſert de fourreau à la verge.
» Il en réſulta une fiſtule énorme, la-
» quelle, étant ſituée entre l'obſtacle
» & le bulbe de l'urèthre, procura
» pendant vingt-trois ans une ſortie
» libre aux urines. A quelque choſe
» malheur eſt bon, diſ ancien pro-
» verbe. Le Malade ayant renoncé aux
» plaiſirs de l'amour, n'auroit jamais
» penſé à venir trouver M. Daran, ſi
» l'urine avoit continué de ſortir libre-
» ment; mais il devoit être expoſé à
» de nouveaux malheurs. Le canal
» s'embarraſſa une ſeconde fois entre
» le bulbe de l'urèthre & la fiſtule;
» &, les rétentions s'étant miſes de la
» partie, il fallut aller au devant des
» rechutes, qui pouvoient devenir fu-
» neſtes. M. Daran commença par atta-
» quer une excroiſſance qui ſe trouvoit
» auprès des proſtates; & pour mieux
» faire connoître à beaucoup de Méde-
» cins & de Chirurgiens qu'il appela
» ſucceſſivement, pour leur faire voir à
» l'œil la carnoſité qui étoit entre la
» fiſtule & le gland, & qui bordoit la

» fiftule, où elle paroiffoit de la grof-
» feur & de la forme d'un gros haricot,
» il attaqua avec fon remède cette ex-
» croiffance, qui fut détruite plus tôt
» que celle qui étoit voifine des prof-
» tates : celle-ci céda enfin à fon tour,
» quoique avec peine ; & le Malade,
» qui auroit été obligé de quitter le
» fervice, par rapport à la difficulté
» d'uriner parti pour rejoindre fon
» régiment, urinant librement & fans
» douleur ; ce qui a été conftaté, ainfi
» que le mal, par MM. Falconnet,
» Médecin - Confultant du Roi ; de
» Caftera & Boyer, Médecins ordi-
» naires du Roi ; Ferrein, Profeffeur
» Royal ; Combalufier, ancien Pro-
» feffeur dans l'Univerfité de Valence ;
» & Médalon, Docteur en Médecine.

» Je ferois tort à votre fagacité,
» MONSIEUR, fi je m'amufois à faire de
» longues réflexions fur ces hiftoires :
» elles prouvent, contre le fentiment
» de Médecins & Chirurgiens célè-
» bres, qu'il y a des carnofités ; elles
» font toucher au doigt, qu'il peut
» exifter pendant long-temps dans
» l'urèthre des ulcères, qui donne-
» roient fans doute des marques vifi-

» bles de leur exiſtence, s’ils n’étoient
» point maſqués par de mauvaiſes
» chairs, ou détergés par l’urine, la-
» quelle, emportant le pus à meſure
» qu’il s’amaſſe, l’empêche de ſortir
» en gouttes ſenſibles; elles font voir
» par conſéquent, que les ſuites des
» gonorrhées ſont beaucoup plus fâ-
» cheuſes qu’on ne ſe l’imagine, puiſ-
» qu’elles ſont quelquefois très long-
» temps à ſe manifeſter, & qu’elles
» ſe déclarent bruſquement : nouvelle
» raiſon pour détourner la jeuneſſe de
» s’expoſer à de dangereux plaiſirs,
» qui cauſent par la ſuite bien des lar-
» mes; elles prouvent enfin qu’on a
» eu le bonheur de découvrir un re-
» mède, inutilement cherché juſqu’à
» nos jours, pour guérir radicalement
» les ſuites funeſtes qu’entraînent ſou-
» vent les gonorrhées, en apparence
» les plus bénignes.

» Pour moi, je regarde la décou-
» verte de M. Daran comme une des
» plus importantes qu’on ait faites en
» Chirurgie; & je ne puis aſſez m’é-
» tonner de voir qu’il y ait encore des
» Chirurgiens célèbres, qui ne don-
» nent point à ſa nouvelle méthode

» les louanges qu'elle mérite. Je me
» fers, fans balancer, d'un terme que
» je fais n'être point de leur goût; mais
» je ne vois pas qu'on puiſſe raiſon-
» nablement & équitablement con-
» teſter le nom de nouvelle méthode
» à celle qui réuſſit indifféremment
» fur tous ceux pour qui on l'emploie.
» Au reſte, elle ne guérit pas les ma-
» ladies compliquées avec celles de
» l'urèthre; mais l'on ne doit point re-
» procher à l'inventeur de ne pas réuſſir
» dans les maladies fur leſquelles ſon
» remède n'a point de priſe.

» Je pourrois vous entretenir de
» pluſieurs cas beaucoup plus curieux
» & plus intéreſſans que ceux que je
» vous envoie; mais je me renferme
» dans ce que j'ai vu. Je ſuis très-par-
» faitement,

» MONSIEUR,

» Votre très-humble &
» très-obéiſſant ferviteur,

BRUHIER.

LETTRE

Ecrite par M. PROCOPE, Docteur en Médecine, à M. CHICOYNEAU, Premier Médecin du Roi.

«MONSIEUR,

» Votre zèle pour le bien public,
» vous fait rechercher des éclaircisse-
» mens sur les remèdes & la méthode
» que M. Daran emploie dans les cures
» des maladies de l'urèthre; par con-
» séquent je crois que vous ne trou-
» verez pas mauvais que je vous fasse
» part de quelques faits singuliers dont
» j'ai été témoin oculaire. C'est avec
» le plus grand plaisir du monde que
» je rends justice à M. Daran. Je ne
» vous entretiendrai pas de toutes les
» guérisons que je lui ai vu faire; pour
» ne point abuser de votre temps,
» MONSIEUR, je ne vous parlerai que
» de deux qui m'ont étonné.

» La première est celle d'un Officier

» que la réputation de M. Daran avoit
» attiré dans cette ville. Il avoit tant
» d'excroiſſances, ou, ſi l'on veut,
» tant d'embarras dans le canal, qu'on
» ne pouvoit inſinuer la ſonde au-delà
» de deux travers de doigt. Je vis à
» l'extrémité une tumeur ſquirreuſe,
» qui prenoit naiſſance au périnée, &
» ſe prolongeoit juſqu'à la foſſe na-
» viculaire. Du milieu de la racine
» ſortoit un fongus diviſé en quatre
» branches, à l'extrémité de chacune
» deſquelles on voyoit une ouverture,
» par où l'urine couloit habituelle-
» ment. Au reſte, le Malade étoit
» pâle, décharné, abattu, ne pouvant
» preſque ſe ſoutenir; ſon pouls étoit
» petit & fréquent. Cet état déplo-
» rable me fit déſeſpérer de ſa guéri-
» ſon; & je me croyois d'autant plus
» autoriſé à penſer de la ſorte, que
» la cauſe première de tous ces acci-
» dens avoit au moins quinze ans de
» date, & que depuis la gonorrhée
» qui y avoit donné lieu, la vie de
» cet Officier étoit un tiſſu de ſymp-
» tômes vénériens plus fâcheux les uns
» que les autres. Heureuſement pour
» lui, mes doutes n'influoient point

» fur l'activité des remèdes employés
» pour fon foulagement ; & c'eſt avec
» une furprife charmante, qu'au bout
» de quatre mois je l'ai vu jouiſſant
» d'une fanté parfaite.

» Je finirai par l'hiſtoire fuivante.
» Un Négociant de cette ville, à la
» fuite d'une feconde gonorrhée, a eu,
» pendant douze ans, un léger écou-
» lement, fans que l'urine coulât avec
» une difficulté fenfible ; mais l'année
» dernière il fut tourmenté d'ardeurs,
» de cuiſſons ; il rendit des glaires par
» la verge & par l'*anus* ; il furvint une
» inflammation aux parties génitales,
» qui ne fut diſſipée que par fix femai-
» nes de remèdes ; l'urine, qu'il rendoit
» fouvent goutte à goutte ou à deux
» branches, & toujours avec douleur,
» charioit fur la fin une matière blan-
» châtre. M. Daran lui trouva, en le
» fondant, le canal de l'urèthre plein
» d'*hyperſarcoſes*, & deux tumeurs du-
» res, une profonde dans le fcrotum,
» & une autre qui s'étendoit fur tout
» le périnée. La première fut mife en
» fuppuration ; mais la feconde ne put
» fe réfoudre que par le grand remède
» adminiſtré par extinction. Vous ju-

K v

» gez bien, MONSIEUR, que cette
» cure fut néceffairement longue ; mais
» enfin il guérit ; & en cette occafion,
» on peut dire que le temps ne fait
» rien à l'affaire.

» Ces deux récits fuffifent, ce me
» femble, pour faire conclure que M.
» Daran eft un homme unique en fon
» genre, & qu'on doit lui favoir gré
» d'avoir, pour ainfi dire, abandonné
» toutes les autres parties de la Chi-
» rurgie, pour s'appliquer uniquement
» aux maladies de l'urèthre, qui ne
» font que trop communes en ce temps,
» par la façon dont on traite ce qu'on
» appelle *galanterie*, & par la con-
» duite que tiennent ceux qui en font
» attaqués. L'étude qu'en a faite cet
» illuftre Chirurgien, lui a fait décou-
» vrir un fpécifique & une méthode
» dont la bonté ne peut fe révoquer
» en doute, puifque des fuccès conf-
» tans en font la preuve.

» Plus j'y fais réflexion, moins je
» comprends comment il eft poffible que
» des perfonnes qui jouiffent d'une ré-
» putation bien méritée en Chirurgie,
» ofent encore s'élever contre lui, fans
» s'être même donné la peine d'exa-

» miner les faits. Pour moi, j'ai voulu
» voir; j'ai vu, & j'ai tout lieu d'être
» satisfait. Je ne suis cependant pas
» plus crédule qu'un autre; au con-
» traire, j'ai toujours été en garde
» contre les secrets; mais je me suis
» rendu à l'évidence; & j'aurois cru
» commettre une injustice, si j'avois
» fait la moindre difficulté de donner
» une déclaration authentique de ce
» que j'ai vu. Je joindrois ici un éloge
» de son adresse & de son habileté, si
» je savois louer; mais ce n'est pas
» mon métier, & l'on ne doit entre-
» prendre que ce dont on peut se tirer
» avec honneur.

» Mais je crois qu'il n'y a point de
» moyens qu'on ne doive employer
» pour instruire le Public, qu'on a
» enfin trouvé un spécifique contre un
» mal regardé jusqu'à présent comme
» incurable. Je suis, avec un très-pro-
» fond respect,

» MONSIEUR,

» Votre très - humble &
» très-obéissant serviteur
PROCOPE.

A Paris, le 14 décembre 1747.

K vj

RÉPONSE

De M. CHICOYNEAU.

« J'AI vu, MONSIEUR, avec plaisir,
» dans la lettre que vous m'avez fait
» l'honneur de m'écrire le 14 du pré-
» sent, les deux guérisons singulières
» & surprenantes de suppression totale
» d'urine, occasionnée par des excroif-
» fances fquirrheufes, fongueuſes ou
» charnues, qui rempliſſoient tout le
» canal de l'urèthre, avec complica-
» tion de certaines finuofités fiftuleufes
» par lefquelles l'urine s'écouloit; em-
» barras, callofités & fuppreffion con-
» féquemment infurmontables à toute
» autre perfonne de l'Art, qu'au cé-
» lèbre M. Daran. Je n'aurois pas tant
» tardé à vous rendre mille graces de
» votre obligeante attention à me com-
» muniquer un détail des mieux cir-
» conſtanciés, &, pour tout dire en un
» mot, fait de main de maître, fi, pour
» vous en marquer en quelque façon
» ma jufte reconnoiſſance, je n'avois

» cru devoir vous informer à mon tour
» d'un fait, à la vérité de la même
» eſpèce par rapport à la nature du
» mal, mais beaucoup plus ſingulier,
» eu égard à la nature de la cauſe qui
» l'a produit, & qui l'a entretenu pen-
» dant le cours de huit à dix ans. La
» néceſſité d'être pleinement inſtruit,
» par le Malade même, de pluſieurs
» circonſtances eſſentielles qui ont pré-
» cédé & accompagné ſon dernier trai-
» tement, a donné lieu au retardement
» de ma réponſe

» Un Valet (a) de Garde-Robe
» du Roi, nommé M. de Maiſonneuve,
(qui, par parenthèſe, n'appréhende
pas d'être connu par ſon propre nom,
attendu que les ſuppreſſions d'urine
dont il eſt queſtion, n'ont été occaſion-
nées par aucune maladie de galanterie)
» après avoir eſſuyé très-ſouvent, &
» preſque journellement, des difficul-
» tés d'uriner très-douloureuſes, a été
» auſſi principalement attaqué, dans ce
» même eſpace de temps, de pluſieurs

(a) On trouvera tout le détail de cette Hiſtoire dans les premières éditions de cet Ouvrage ;
nous ne la répétons pas ici, pour ne pas trop
groſſir ce volume.

» fuppreffions d'urine totales, qui fe font
» foutenues pendant plufieurs jours,
» accompagnées de tourmens affreux,
» & de plufieurs autres fymptômes qui
» menaçoient le Malade du dernier
» danger. Il en étoit enfin délivré par
» la fortie de quelques concrétions
» pierreufes, annoncée par des accès
» de colique néphrétique. Ces con-
» crétions, defcendant avec des dou-
» leurs cruelles par les uretères juf-
» que dans la cavité de la veffie, quoi-
» que très-petites, alloient enfin s'en-
» gager dans l'urèthre, à caufe de leurs
» furfaces inégales & hériffées, qui les
» rendoient femblables à la graine d'é-
» pinard, où, par de violentes & cruelles
» irritations, elles excitoient des gon-
» flemens qui ont bouché jufqu'à cinq
» fois le paffage & la fortie de l'urine
» pendant plufieurs jours confécutifs,
» de manière que les fondes introduites
» n'en pouvoient procurer l'écoule-
» ment que goutte à goutte, & qu'elles
» étoient toujours teintes d'un fang que
» laiffoient échapper les petits vaif-
» feaux excoriés par la furface hériffée
» de ces petites pierres. Je fupprime le
» détail de toutes ces attaques de fup-

» preſſion totale d'urine, dont chacune,
» par ſa durée & par la véhémence des
» ſymptômes qui l'accompagnoient,
» conduiſoit le pauvre Malade aux por-
» tes de la mort; mais il me paroît que
» l'avant - dernière mérite une atten-
» tion particulière, en ce que le petit
» hériſſon pierreux qui l'a cauſée,
» ſe trouva engagé ſi avant dans la pro-
» fondeur du canal, qu'il fallut avoir
» recours à des preſſions aſſidues, fortes
» & conſtamment réitérées, pour le
» dégager d'auprès de l'*anus*, où il
» paroiſſoit fixé & comme enchâſſé,
» & le faire peu à peu avancer juſques
» au gland. Alors les irritations ſe re-
» nouvelèrent avec tant de violence,
» que cette partie s'enfla d'une manière
» prodigieuſe. Comme elle ſe trouvoit
» en même temps étranglée par le pré-
» puce, on fut obligé non-ſeulement
» de faire l'opération du paraphymoſis,
» mais même d'ouvrir auſſi le gland
» dans toute ſon étendue, pour en
» retirer le hériſſon qui cauſoit tout ce
» déſordre, & qui, s'étant ſans doute
» engagé dans le tiſſu de l'urèthre, n'en
» put ſortir ſans déchirer ce canal juſ-
» qu'à l'extrémité du gland.

» Nous voici parvenus au dernier ac-
» cès de suppreſſion totale ſurvenue le
» 30 octobre dernier, qui, à la diffé-
» rence des précédentes, s'étoit déja
» ſoutenue avec tant de violence près
» de treize jours, que le Malade ne pou-
» voit éviter de périr au bout de quel-
» ques heures, s'il n'eût été adreſſé par
» un célèbre Maître de l'Art à M. Da-
» ran. Dans l'eſpace de ſix à ſept jours
» il a trouvé le ſecret de procurer, par
» le moyen de ſes ſondes, (que l'on
» peut dire être ſingulières, ſpécifiques
» & uniques pour le cas dont il s'agit)
» la ſortie des urines, leſquelles, en
» conſéquence de leur long ſéjour &
» du mélange du ſang & du pus, étoient
» devenues très-puantes ; & celle de
» pluſieurs de ces hériſſons pierreux,
» ſemblables à la graine d'épinard, qui
» ſe trouvoient engagés dans le tiſſu
» membraneux de l'urèthre, préciſé-
» ment dans l'endroit même d'où, par
» de fortes preſſions, on faiſoit aupara-
» vant ſortir quelques gouttes d'urine.
» Ce qui mérite ſur-tout d'être remar-
» qué, il n'y eut d'autre opération
» que celle de l'introduction des ſon-
» des dont M. Daran a coutume de ſe

» fervir. Depuis ce temps, les urines
» font toujours forties à plein canal;
» & dans l'efpace de neuf à dix jours,
» M. de Maifonneuve a recouvré une
» fanté encore plus parfaite que celle
» dont il jouiffoit avant la formation
» de tous les hériffons pierreux.

» De cette obfervation, jointe à celle
» que vous m'avez fait la grace de me
» communiquer, & dont vous avez été
» le témoin oculaire, ainfi que d'un
» affez grand nombre d'autres de même
» nature, dont j'avois déja été inftruit
» par des perfonnes de la profeffion,
» très-éclairées & d'une probité recon-
» nue, il eft naturel d'inférer que M.
» Daran a enfin trouvé le fecret de dé-
» truire radicalement, & fans craindre
» la rechute, ces efpèces de maladies
» de l'urèthre fi douloureufes & fi dan-
» gereufes, foit qu'elles foient produi-
» tes par des excroiffances charnues
» ou fongueufes, fquirrheufes, ou des
» pierres, ou par des exulcérations de
» ce canal, compliquées même avec
» des finuofités fiftuleufes ; maux qui
» avoient paru jufqu'ici infurmontables.
» Nous ne faurions donc affez ren-
» dre à M. Daran la juftice qui lui eft

» fi légitimement due fur cet article ;
» & vous me trouverez toujours dif-
» pofé à concourir avec vous, M o n-
» s i e u r, lorfqu'il s'agira d'inftruire
» le Public de fon habileté & de fon
» rare talent dans le traitement des ma-
» ladies en queftion. C'eft ce dont je
» vous prie d'être bien convaincu, &
» qu'on ne fauroit être avec plus d'ef-
» time que je fuis,

» M o n s i e u r,

» Votre très - humble &
» très-obéiffant ferviteur,
C h i c o y n e a u.

A Verfailles, le 25 décembre 1747.

LETTRE

Ecrite par M. BRISSEAUD, de la Ville d'Orbe, Canton de Berne & de Fribourg, à M. BOURGEOIS, Docteur en Médecine de la Ville d'Yverdon, Canton de Berne en Suisse, au sujet de la méthode de M. Daran, Chirurgien ordinaire du Roi; extraite du Mercure de France du mois de septembre 1749.

«MONSIEUR,

» Je vous ai promis, en partant pour
» Paris, de vous rendre compte du suc-
» cès des remèdes de M. Daran, entre
» les mains de qui je venois me met-
» tre. Je n'ai attendu si long-temps à
» m'acquitter de ma parole, que parce
» que je voulois être assuré de ma par-
» faite guérison, avant que de vous en
» instruire.

» Quoique des accidens de la nature
» de ceux qui m'ont déterminé à faire
» ce voyage, faſſent des impreſſions
» qui ne s'effacent pas aiſément, je vais,
» Monsieur, vous retracer en peu de
» mots la ſituation où je me trouvois
» lorſque j'arrivai à Paris. J'avois le pé-
» rinée criblé de trois fiſtules, & deux
» à côté près du fondement, par leſ-
» quelles l'urine s'échappoit avec des
» douleurs inouies. Je ne pouvois de-
» meurer ni aſſis, ni couché, ni de-
» bout. La ſituation la plus commode
» que je pouvois trouver, étoit de me
» mettre ſur les genoux, en m'ap-
» puyant ſur les mains; &, quoique
» j'euſſe toujours eu recours aux per-
» ſonnes les plus célèbres de l'Art, je
» n'en avois retiré aucun ſoulagement.

» Cet affreux état, auquel je ne
» comptois trouver de reſſource que
» dans la mort, dont les approches
» me paroiſſoient plus à deſirer qu'à
» craindre, étoit la ſuite des embarras
» qui s'étoient formés dans le canal de
» l'urèthre. Le fil de mes urines dimi-
» nua ſenſiblement; je ne les rendis
» plus ſans ardeurs. Je fis alors beau-
» coup de remèdes qui furent infruc-

» tueux : je ne tirai pas un plus grand
» foulagement des bains de Plombière,
» dont on me confeilla l'ufage. Ces
» différens remèdes n'arrêtèrent point
» même le progrès du mal ; les embar-
» ras de l'urèthre augmentèrent telle-
» ment, qu'il fe forma au périnée, &
» à côté, des abcès qui donnèrent paf-
» fage à l'urine & au pus. On traita
» vainement ces nouveaux accidens par
» les remèdes qui furent jugés les plus
» convenables. Je vous priai dans ces
» circonftances, MONSIEUR, de con-
» fulter à Paris les perfonnes qui ont
» le plus de réputation pour la guéri-
» fon des maux auxquels j'étois en
» proie. Un des plus célèbres Méde-
» cins de cette Capitale, & qui eft fort
» en réputation pour les maladies de
» la nature de la mienne, fut confulté ;
» mais je trouvai qu'il valoit mieux
» mourir que de fuivre fon avis. C'é-
» toit, comme vous vous en fouve-
» nez , MONSIEUR, de m'ouvrir
» toutes les parties affligées jufqu'à la
» veffie, & d'emporter, avec les inf-
» trumens tranchans, toutes les excroif-
» fances qui faifoient obftacle à la for-
» tie de l'urine.

» Heureusement M. Daran, consulté
» en même temps, avoit donné une ré-
» ponse plus favorable. Il marquoit que
» ma maladie lui étoit bien connue par
» le mémoire que je lui en avois en-
» voyé ; qu'elle étoit de la nature de
» celles qu'il traite habituellement ;
» & qu'il répondoit de ma guérison,
» si je pouvois faire le voyage de
» Paris.

» Dès ce moment même je me fis
» accommoder une berline garnie de
» matelas, & soutenue de plusieurs res-
» forts pour rendre son mouvement
» plus supportable dans mon état, pen-
» dant une route aussi longue que celle
» que j'allois entreprendre. J'arrivai
» heureusement à Paris le 15 octobre
» 1747, & je fus descendre chez M.
» Daran qui m'avoit fait préparer une
» chambre chez lui , afin d'être à
» portée de suivre l'effet de ses remè-
» des avec la plus scrupuleuse exacti-
» tude.

» Comme il est dans l'usage de n'en-
» treprendre le traitement d'aucun Ma-
» lade sans en avoir fait constater l'é-
» tat par des gens de l'Art, on fit une
» consultation, où se trouvèrent M.

» Chomel, Médecin ordinaire du Roi,
» & MM. Dumoulin, doyen des Chi-
» rurgiens de Saint Côme, & Malaval,
» dont le nom est très-célèbre dans la
» même Compagnie. Ces MM. après
» un mûr examen, furent effrayés
» de ma situation, & convinrent qu'il
» seroit très-difficile de me guérir.

» Je suis guéri cependant, MONSIEUR,
» & je jouis d'une santé plus parfaite
» que je n'ai fait depuis plus de vingt
» ans. C'est ce que vous pourrez attes-
» ter à ceux qui vous demanderoient
» des nouvelles de mon état. Il est vrai
» qu'il a fallu un temps considérable
» pour y parvenir ; mais j'étois dans un
» état si pitoyable lorsque M. Daran a
» commencé à me traiter, que je re-
» garde ma guérison presque comme
» une création nouvelle.

» Je compte, MONSIEUR, que vous
» ne serez pas fâché que je rende cette
» lettre publique, & qu'à votre témoi-
» gnage pour la vérité des faits qui se
» sont passés sous vos yeux, je joigne
» aussi celui de M. le Conseiller Bour-
» geois, Chirurgien d'Orbe, qui fit
» alors tout son possible pour me soula-
» ger. Au reste, c'est moins à ma recon-

» noiſſance pour le ſervice eſſentiel
» que M. Daran m'a rendu, que je
» crois devoir la publication de ma let-
» tre, qu'à l'humanité entière qui a in-
» térêt d'être inſtruite que des maux
» ſemblables aux miens ſont ſuſcepti-
» bles de guériſon. Si trois ans plus tôt,
» quelque Malade dans l'état où je
» me trouvois, du grand nombre que
» M. Daran traite, m'eût fait connoî-
» tre les reſſources que l'on peut trou-
» ver dans ſon expérience conſom-
» mée, quelle obligation ne lui au-
» rois-je pas eue, & combien de ſouf-
» frances ne m'auroit-il pas épargnées?
» Je ſuis, &c.

BRISSEAUD.

Certificat des Médecins & Chirurgiens.

» Nous ſouſſignés, certifions qu'il n'y
» a rien dans cette lettre que de con-
» forme à la vérité; que nous avons vu
» le Malade le 18 octobre 1747; qu'a-
» près l'avoir examiné avec attention,
» nous avons trouvé pluſieurs fiſtules,
» non-ſeulement au périnée, mais en-
» core aux parties latérales, enſorte

» que

» que le Malade n'urinant que goutte à
» goutte par la voie ordinaire, les uri-
» nes refluoient & fortoient par ces dif-
» férentes fistules, comme par un arro-
» soir ; que lorsque M. Daran voulut
» introduire une de ses bougies dans
» l'urèthre, elle ne put faire route que
» de deux travers de doigts ; qu'aujour-
» d'hui nous avons vu avec satisfac-
» tion la bougie pénétrer facilement
» dans toute l'étendue du canal, jus-
» qu'à la vessie, sans trouver de résis-
» tance, quoiqu'elle fût des plus gros-
» ses ; qu'enfin nous avons trouvé les
» fistules guéries & cicatrisées & le Ma-
» lade fort bien guéri ; en foi de quoi
» nous avons signé le présent Certifi-
» cat, ce 28 Juillet 1749. Chomel,
» Dumoulin, Malaval.»

LETTRE

De M. BOYER, ci-devant Chirurgien-Major des Grenadiers à cheval de Sa Majefté Catholique ; à M. Montagne, Docteur en Médecine de la Faculté de Montpellier.

« QUELQUE connu que foit aujourd'hui M. Daran par le bruit qu'ont fait les cures qu'il a opérées dans Marfeille, celles dont j'ai été le témoin, & la mienne en particulier, à laquelle vous voulez bien prendre part, m'ont tellement frappé, que je ne me faurois défendre plus long-temps de vous en rendre un compte fidèle. Vous favez, MONSIEUR, quelle étoit ma fituation avant que j'euffe ouï parler du talent que poffède ce Chirurgien pour le traitement des maladies de l'urèthre. Egalement accablé par les fuites funeftes de mon mal, & par la perfuafion intime qu'il étoit fans reffource, je

» m'étois vu plusieurs fois à deux
» doigts de la mort, & je m'atten-
» dois enfin à en devenir bientôt la
» victime.

» L'art de guérir a des attraits, sans
» doute, bien propres à fixer un état
» de vie; quiconque, en l'embraffant,
» y porte les talens néceffaires & une
» application affidue, goûte la fatis-
» faction de foulager des malheureux.
» Il a fouvent celle de leur rendre &
» de leur conferver la fanté, regardée
» par tous les hommes comme le plus
» précieux don de la nature. Mais que
» fon fort eftaccablant, quand il tombe
» malade lui-même! Quelques gran-
» des lumières qu'il ait acquifes, &
» quelque expérience qu'il ait, le tout
» ne lui fert fouvent qu'à aigrir fes
» douleurs ; & la connoiffance qu'il
» a des bornes de fon art, le privant
» des confolations qui foutiennent les
» autres malades, même dans le temps
» qu'on en défefpère, ingénieux à fe
» groffir l'idée du mal qui l'afflige,
» il fe plaint bientôt de l'effet trop
» lent des remèdes, & fe compte déja
» perdu, quoiqu'il n'y ait fouvent rien
» à craindre. La maladie fe rend-elle

» plus férieufe , & les remèdes qui
» peuvent la vaincre ceffent-ils d'o-
» pérer ? menace-t-elle de devenir in-
» curable ? s'agit-il enfin d'un mal dou-
» loureux ? quel furcroît de malheurs
» pour un malade qui connoît fon
» état ! Vous fentez, MONSIEUR,
» que cette digreffion n'eft nullement
» déplacée ici. Ce n'eft qu'une légère
» ébauche de l'état que j'ai éprouvé ;
» & j'aurois à pouffer mes réflexions
» bien loin, fi je devois retracer ici
» toutes celles qui m'ont occupé de-
» puis le commencement de ma ma-
» ladie.

» Inftruit par les favantes leçons que
» vous nous faifiez, MONSIEUR, il
» y a vingt-cinq à trente ans, fur l'A-
» natomie & fur la Chirurgie, dans
» lefquelles vous aviez les Aftruc pour
» émules & les Ferrein pour élèves ,
» j'avois appris que la veffie, faifant
» un des vifcères du corps humain des
» plus fenfibles, l'urèthre, qui n'en eft
» que la continuation, eft d'un fen-
» timent d'autant plus vif, que ce canal
» eft fort étroit, & fes filets nerveux
» très-approchés. La pratique m'a con-
» vaincu enfuite de cette vérité ; mais

» ce que j'ai fouffert a été pour moi la
» plus forte de toutes les leçons.

» Ce fut en 1720 qu'engagé à une
» de ces parties où la bouillante jeu-
» neffe ne court que trop fouvent, j'eus
» bientôt de cuifans regrets pour des
» plaifirs qu'on ne fe procure guère
» fans les payer bien cher dans la fuite.
» Ce ne fut d'abord qu'une gonorrhée
» ordinaire, de laquelle je me crus
» d'autant mieux traité, qu'elle dif-
» parut entièrement après un ufage
» réglé de remèdes les mieux connus.

» Elle me laiffa jouir d'une bonne
» fanté jufqu'en l'année 1048. Qui
» auroit cru qu'un terme auffi long
» pût ne pas être le fceau de la fanté la
» mieux affermie ? Devenu fage à mes
» dépens, je n'avois eu depuis aucun
» reproche à me faire ; & je me flat-
» tois plus que jamais, de jouir du
» fruit de mon repentir, lorfque je
» m'apperçus de la diminution du fil
» de mes urines, & que leur fortie
» fe rendoit pénible & douloureufe.
» La fatigue du cheval, que mon em
» ploi de Chirurgien-Major des Gre-
» nadiers à cheval de fa Majefté Ca-
» tholique exigeoit de moi, augmenta

» beaucoup mon mal ; &, notre dé-
» part pour l'Italie ne me donnant
» pas le temps de faire les remèdes
» qui auroient pu me soulager, les
» fatigues de la campagne, & l'in-
» clémence de l'air des montagnes de
» Savoie, irritèrent si fort ma situa-
» tion, que la strangurie, qui s'étoit
» annoncée avant de partir, devint
» de jour en jour plus cruelle. Beau-
» coup de glaires qui sortoient presque
» à tous momens de l'urèthre, & que
» je ne poussois au dehors qu'à force
» de douleurs, me mirent bientôt hors
» d'état d'agir. Une attaque enfin d'is-
» churie, qui faillit m'enlever, m'obli-
» geant d'abandonner le service, je
» ne songeai plus qu'à mon propre
» danger, & au moyen d'en sortir,
» s'il étoit possible. Je me fis transf-
» porter au plutôt à Montpellier, où,
» à la faveur des soins que vous me
» fîtes la grace de m'accorder avec
» M. Baracy, à qui je dois tant,
» j'eus le bonheur de me rétablir un
» peu ; mes ardeurs d'urine diminuè-
» rent ; &, quoique mon emploi eût
» été déja rempli, sentant renaître avec
» mes forces mon zèle pour le service

» du Roi, je cédai aux follicitations
» de MM. les Officiers du Régiment
» de Pavie Dragons, cantonné à Ara-
» mont fur le Rhône, où m'étant rendu
» pour deux opérations qui m'y de-
» mandoient, auffitôt après les avoir
» faites, me voyant à la veille d'en-
» trer en campagne, je revins à Mont-
» pellier pour quelque affaire. J'y étois
» à peine arrivé, qu'il m'y furvint
» une petite tumeur au périnée, occa-
» fionnée fans doute par la compreffion
» qu'avoit foufferte l'embarras que j'a-
» vois dans l'urèthre, duquel partoient
» tous mes maux. Cette tumeur s'ac-
» crut dans peu, & devint de la grof-
» feur du poing. J'appelai M. Serrée,
» habile Chirurgien de Montpellier,
» qui en fit l'ouverture. Il s'apperçut
» que l'urèthre étoit percé, ainfi que
» je l'avois appréhendé ; ce qui m'an-
» nonça une fiftule, d'autant plus re-
» doutable, que j'en prévoyois toutes
» les fuites. La crainte de cet évène-
» ment prochain m'occupoit nuit &
» jour ; &, méditant fans ceffe fur les
» moyens de m'en mettre à l'abri,
» dès le quatrième jour je priai M.
» Serrée, que je favois fort néceffaire

» ailleurs, & à qui je voulois cacher
» mon deſſein, de crainte qu'il ne s'y
» opposât, de s'épargner la peine de
» venir ſi ſouvent. Profitant de ſon
» abſence, j'exécutai ſans délai ce que
» j'avois réſolu. Je paſſai une ſonde
» de plomb par l'ouverture de l'opé-
» ration ; &, la faiſant ſortir par une
» fort petite iſſue que la matière s'étoit
» faite avant l'opération, je parvins,
» après bien de la peine, à couper ce
» petit trajet, qui me parut bien grand
» eu égard à la douleur que je reſſen-
» tis. La guériſon de ma fiſtule ſuivit
» de près ; de manière qu'en moins de
» deux mois, me voyant en état de me
» mettre en marche, je fus joindre l'ar-
» mée enPiémont. J'arrivai à une jour-
» née de Démont, où je fus contraint
» de m'arrêter à cauſe d'un accident
» d'iſchurie qui me tourmenta pendant
» quatre jours, & auquel je ne comp-
» tois nullement ſurvivre. Après en
» être ſorti, ma ſituation n'en fut pas
» meilleure, ma veſſie ſe trouvant
» pleine de glaires, dont la ſortie me
» cauſa plus d'accidens que la réten-
» tion. Je perdis pour-lors entièrement
» courage ; & renonçant de nouveau

» à me charger de la santé d'autrui,
» je n'espérois même plus de parvenir
» jamais à rétablir la mienne. Je ne
» m'occupai que du soin de me faire
» porter au plus tôt chez moi, où la
» diète la plus rigoureuse & l'infusion
» de fleurs de mauve pour toute boif-
» son furent mon unique ressource.
» Vous savez, MONSIEUR, que j'y
» endurai pendant deux mois les dou-
» leurs les plus cruelles, dont j'atten-
» dois tous les jours la crise funeste,
» lorsque je fus instruit de l'arrivée
» de M. Daran à Montpellier.

» Quelque bien qu'on eût affecté de
» m'en dire, & quelques succès qu'on
» m'en eût appris, mes premiers pas
» vers lui ne furent pas ceux de la con-
» fiance. Combien de prétendues gué-
» risons en tout genre de maladies, ne
» savois-je pas n'avoir d'autre fonde-
» ment qu'un bruit populaire ! Pou-
» vois-je ne pas suspecter un guérisseur
» de carnosités ? Votre prudence,
» MONSIEUR, m'apprenoit aussi à
» douter. M. Daran n'avoit pas encore
» l'honneur d'être connu de vous, ni
» de plusieurs de vos illustres Confrè-
» res; il falloit, pour le bonheur de

L v

» bien des Malades & pour le mien
» en particulier, qu'avant de se ren-
» dre à la Capitale, seul théâtre digne
» d'un talent comme le sien, il eût à
» passer par Touloufe pour y voir sa
» famille, dont il étoit féparé depuis
» près de vingt ans. Ce détour le fit ve-
» nir à Montpellier, où vous, MON-
» SIEUR, plusieurs autres Médecins
» & Chirurgiens des plus habiles, ne
» fûtes pas fâchés de juger, par vous-
» mêmes, d'un homme de l'Art dont
» les fuccès dans la partie de la Chirur-
» gie la plus ingrate faifoient déja tant
» de bruit. Quelque grand préjugé que
» des Malades de votre ville nouvelle-
» ment arrivés de Marfeille, & guéris
» entre fes mains, fiffent en fa faveur,
» combien n'importoit-il pas que de
» nouveaux fuccès opérés fous vos
» yeux puffent fervir à confirmer tous
» les autres ? Peu de Malades qui euf-
» fent befoin de M. Daran, qui ne
» s'empreffaffent de fe mettre entre fes
» mains dès les premiers jours qu'il fut
» arrivé. Quoique ma confiance ne fût
» pas la plus entière, je fouffrois trop
» pourtant, pour ne pas faire comme
» les autres. Après nous avoir mûre-

» ment examinés, il se chargea de nous
» guérir tous; mais ce fut à une condi-
» tion que je n'aurois jamais devinée.
» Il exigea que ceux, dont la situation
» étoit la plus sérieuse, consentissent à
» le suivre jusqu'à leur guérison. Nul
» de nous que l'espérance d'y parvenir
» n'eût fait aller au bout du monde.
» Mais jugez, MONSIEUR, de mon
» étonnement : dès les premiers jours
» que nous fûmes en route, peu accou-
» tumés à voir courir la poste aux Ma-
» lades après leur Médecin, M. Daran
» prit sur lui de nous faire voyager de
» même. Ma surprise ne fit qu'augmen-
» ter quand il nous fit cesser la diète,
» & boire du vin tout comme en santé.
» Ce début, selon moi, étoit fort sin-
» gulier, & me parut contre les règles ;
» mais comme la nature y trouvoit son
» compte, aucun de nous ne refusa d'y
» souscrire, moyennant sur-tout qu'on
» pût guérir à ce prix. Mes idées se con-
» fondoient à la vérité ; mais le soula-
» gement que nous ressentions & qui
» augmentoit tous les jours, l'emporta
» aisément sur les réflexions qu'un usage
» contraire & mes foibles connoissan-
» ces pouvoient me fournir. Je recon-

» nus alors, comme je l'avois déja fait
» en d'autres occafions, combien l'on
» pourroit fouvent adoucir les peines
» des Malades & abréger leurs maux,
» en abandonnant la route commune,
» fi l'on favoit toujours celle qu'il faut
» tenir. M. Daran a trop d'expérience,
» & il eft trop judicieux pour ne favoir
» pas qu'il devoit s'attendre à la fur-
» prife où il me voyoit. Toutes les fois
» que quelques perfonnes de l'Art font
» du nombre des Malades, il écoute
» d'autant plus facilement tous les rai-
»fonnemens qu'on lui fait, qu'il eft fûr
» de juftifier fes réponfes par le bon
» effet de fes remèdes. J'eus beau lui
» oppofer la fenfibilité de l'urèthre &
» des parties voifines, le danger d'in-
» flammation dont elles etoient fufcep-
» tibles pour peu que je m'écartaffe
» de mon régime ordinaire, & les acci-
» dens qui menaçoient de s'enfuivre,
» s'il me traitoit dans ces circonftances.
» Un Malade aime à croire fon Méde-
» cin, & il eft toujours porté à goûter
» fes réponfes, quand fes remèdes le
» foulagent. Je m'accommodois de cel-
» les de M. Daran, parce que, quelque
» peu fatisfaifantes qu'elles m'euffent

» paru en d'autres temps, j'éprouvois
» qu'il me difoit vrai. Il me répondit
» que, comme il ne prefcrivoit point
» de régime pour traiter une fimple
» verrue, ou quelque éruption d'auffi
» légère conféquence, il arrivoit ra-
» rement qu'il fût obligé d'en ordon-
» ner à fes Malades : ce qui devoit
» démontrer, ajoutoit-il, combien fes
» fondes, quelque efficaces qu'elles
» fuffent pour détruire tous les vices
» de l'urèthre, étoient pourtant bien-
» faifantes & incapables d'exciter la
» moindre irritation. Ce qu'il y a de
» très-réel, c'eft que je me fuis trouvé
» pleinement guéri avant de finir notre
» voyage. Je n'ai jamais fi peu fouffert
» que depuis que j'ai commencé les
» remèdes ; & je jouis depuis plus
» d'un mois de la plus parfaite fanté.
» La reconnoiffance que j'en confer-
» verai à M. Daran pendant toute ma
» vie eft trop grande & trop fondée,
» pour n'être pas charmé d'en faire un
» aveu au Public, pour l'intérêt de
» l'humanité. Mais je ne faurois finir,
» MONSIEUR, fans vous faire encore
» part des autres guérifons dont j'ai
» été le témoin dans la route.

» Je ne vous parlerai pas de M. le
» Ch.... parce que M. Daran n'ayant
» pas trouvé néceſſaire qu'il le ſuivît
» comme nous, il ſe contenta, après
» le peu de ſéjour qu'il fit à Mont-
» pellier, de lui laiſſer pluſieurs de
» ſes ſondes, & de lui preſcrire la ma-
» nière dont il devoit s'en ſervir. Par-
» là vous avez toujours été à portée
» de le voir, & de juger vous-même
» de ſon entière guériſon. Sa ſituation
» n'étoit pourtant pas peu de choſe,
» puiſqu'il y avoit dix-huit ans qu'il
» ſouffroit un flux purulent qui l'in-
» commodoit beaucoup, & que nul
» remède n'avoit pu tarir. Je voudrois,
» MONSIEUR, pouvoir vous faire part
» de la lettre qu'il a écrite à M. Daran,
» pour lui marquer ſa guériſon : le Pu-
» blic verroit avec plaiſir les expreſ-
» ſions vives que ſa reconnoiſſance lui
» a fournies.

» En partant de Montpellier, nous
» étions au nombre de cinq Malades.
» Il y en eut deux qui ne vinrent qu'à
» Narbonne, & deux autres juſqu'à
» Toulouſe, M. Daran ayant jugé que
» de retour chez eux ils pouvoient
» achever de ſe traiter eux-mêmes,

» en suivant exactement ce qu’il leur
» prescrivoit. J’ai vu, MONSIEUR, les
» lettres de remercimens des uns &
» des autres ; ils marquent tous qu’ils
» sont parfaitement guéris. Puisque
» vous êtes sur les lieux mêmes, vous
» pouvez savoir mieux que moi si leur
» reconnoissance est bien fondée. Per-
» mettez-moi seulement de vous rap-
» peler ici leur état.

» M..... Négociant, étoit attaqué
» depuis près de vingt ans, ensuite de
» plusieurs gonorrhées, d’une grande
» difficulté d’uriner, accompagnée de
» beaucoup d’ardeurs, qu’aucun re-
» mède n’avoit pu calmer.

» M..... autre Négociant, étoit at-
» taqué, d’après la même cause, d’un
» flux purulent depuis nombre d’an-
» nées, & d’un embarras dans le ca-
» nal, qui l’obligeoit de s’introduire
» une fonde de plomb, sans quoi il
» essuyoit des suppressions totales d’u-
» riner.

» M..... Marchand, étoit atteint
» depuis dix ans d’une strangurie, &
» d’un écoulement, qu’aucun remède
» n’avoit pu guérir.

» M..... Conseiller en la Cour des

» Aides, fouffroit, à la fuite de la
» même caufe, une difficulté d'uriner
» très-cruelle, fuivie de fréquens ac-
» cidens d'ifchurie, & menaçant du
» plus grand danger, par les progrès
» que le mal faifoit tous les jours.

» En paffant à Narbonne, un Né-
» gociant de cette ville prit la place
» de deux Malades qui retournerent
» à Montpellier, & nous fuivit jufqu'à
» Touloufe. Il traînoit depuis douze
» ans la vie du monde la plus cruelle,
» ayant, enfuite de plufieurs gonor-
» rhées, une ftrangurie continuelle &
» de fréquens accidens d'ifchurie. Les
» embarras qu'il avoit dans le canal
» étoient fi confidérables, que M. Bro-
» gueneau, célèbre Chirurgien de
» Montpellier, avec toute l'habileté
» que vous lui connoiffez, n'avoit ja-
» mais pu le fonder.

» Pendant le court féjour que nous
» fîmes à Touloufe, trois nouveaux
» Malades fe joignirent à nous. Le
» premier étoit un Secrétaire d'un de
» MM. les Subdélégués de la Province
» du Languedoc, attaqué depuis onze
» ans d'une difficulté d'uriner, accom-
» pagnée des douleurs les plus vives,

» & de beaucoup d'ardeurs, avec de
» fréquentes rétentions ; il nous fuivit
» jufqu'à Bordeaux. Le fecond étoit
» un Négociant de Narbonne, attaqué
» depuis fix ans d'un écoulement con-
» fidérable, caufé par divers ulcères
» fongueux aux environs des glandes
» proftates. Il urinoit d'ailleurs avec
» beaucoup d'ardeur. M. Daran ne
» jugea pas néceffaire de le faire venir
» avec nous. Le troifième étoit un Gen-
» tilhomme de la ville de Touloufe,
» dont la fituation étoit la plus com-
» pliquée que j'euffe encore vue.

» Comme ce dernier a été obligé
» de venir jufqu'à Paris, je dois plu-
» tôt vous faire mention de quatre
» Malades qui groffirent notre troupe
» à Bordeaux.

» Le premier étoit le Valet-de-
» chambre de M..... Gentilhomme,
» attaqué depuis vingt-trois ans d'un
» écoulement, avec ftrangurie & fré-
» quentes ifchuries. Le fecond étoit
» M..... Négociant, dont la fituation
» étoit depuis fept ans très-appro-
» chante de cette dernière.

» Les deux autres Malades étoient
» Officiers du Château-Trompette.

» L'un étoit atteint depuis trente-sept
» ans d'une strangurie presque conti-
» nuelle, & de fréquens accidens d'is-
» churie. Plusieurs gonorrhées avoient
» laissé à l'autre un écoulement depuis
» vingt-six ans, avec une très-grande
» difficulté d'uriner. M. Daran leur
» donna ses soins dès les premiers jours
» qu'il les vit ; il les leur continua
» pendant le court séjour qu'il fit à
» Bordeaux, & leur prescrivit la ma-
» nière de se conduire après son dé-
» part : ils l'ont suivie avec tant de
» succès, qu'ils l'ont tous remercié
» par lettres, en l'informant de leur
» guérison. En un mot, je n'ai encore
» vu aucun Malade dont la guérison
» n'ait déja eu lieu, à la seule excep-
» tion du Gentilhomme dont je vous
» ai déja parlé.

» Celui-ci, outre l'ancienneté de
» son mal, qui consistoit dans une stran-
» gurie des plus cruelles, avoit d'ail-
» leurs quatre fistules qui rendoient sa
» situation déplorable. Une cure pa-
» reille demandoit un long traitement,
» qui ne pouvoit s'opérer que sous les
» yeux du guérisseur. Ce traitement
» seroit pourtant terminé, sans un fâ-

» cheux accident qui faillit à nous pri-
» ver de M. Daran.

» En arrivant à Orléans, il eut le
» malheur de tomber rudement, en
» fortant de fa chaife de pofte, & de
» fe fracaffer la main droite; ce qui
» le mit hors d'état d'agir pendant un
» temps. Malgré cet événement, le
» Malade eft aujourd'hui bien près de
» fon entière guérifon : il urine depuis
» quelques jours à plein canal; & fes
» fiftules font prefque entièrement fer-
» mées. Cette cure fera d'autant plus
» d'éclat ici, que ce Malade a été vi-
» fité par MM. Pouffe, père & fils,
» & par M. Boyer, Docteurs-Régens
» de la Faculté de Paris. M. Puzos,
» Maître Chirurgien, l'a auffi vu &
» examiné. Au refte, M. Daran ne
» reçoit point de Malades, que leur
» état n'ait été conftaté par quelque
» Médecin & Chirurgien, pour que les
» Perfonnes de l'Art jugent elles-mê-
» mes des bons effets de fa méthode.

» Quelque longue que foit cette let-
» tre, je me flatte, MONSIEUR, que
» vous voudrez bien ne pas m'en fa-
» voir mauvais gré, puifqu'elle vous
» eft une confirmation, que la Chi-

» rurgie a enfin acquis une partie qui
» lui manquoit, & qui lui étoit fi né-
» ceffaire. J'ai l'honneur d'être, avec
» un profond refpect,

»MONSIEUR,

» Votre très-humble &
» très-obéiffant ferviteur

BOYER.

A Paris, le 12 novembre 1745.

LETTRE

Ecrite par M. DESHAYES, Directeur de la Manufacture Royale des Mouchoirs à Saumur, à MM..... Chirurgiens d'Angers, au sujet de la méthode de traiter les maladies de l'Urèthre par M. DARAN, Chirurgien ordinaire du Roi, servant par quartier; extraite du Mercure de France du mois de novembre 1747.

« J'AI eu l'honneur, MESSIEURS,
» de vous écrire une lettre du 10
» juillet dernier, par laquelle je vous
» faisois part de ma guérison; mais
» j'ai voulu qu'elle fût parfaite, pour
» vous en raconter mieux les mer-
» veilles. La part que vous avez prise
» à mon triste état, me fait espérer
» que vous voudrez bien me permettre
» de l'exposer encore à vos yeux, &
» que vous apprendrez avec plaisir que
» de mes maux passés, il ne me reste
» que le souvenir; jouissant, à tous

» égards, de la fanté la plus parfaite.
» C'eft ce que je ne faurois me laffer
» d'admirer, quand je confidère les
» accidens de ma maladie. Vous favez
» que l'année dernière, au temps de
» Noël, je fus attaqué d'une difficulté
» d'uriner, caufée par un embarras
» qui m'incommodoit depuis deux ou
» trois ans, mais qui, jufques-là, avoit
» été fupportable ; lorfque le moment
» vint que, voulant uriner, & ne
» le pouvant point, je fis des efforts
» fi grands, qu'ils me causèrent un
» gonflement confidérable à la racine
» du fcrotum, où étoit l'obftacle. Les
» efforts firent épancher de l'urine dans
» cette groffeur ou gonflement, au-
» quel il fe fit une ouverture qui ,
» dans la fuite, eft devenue fiftule.
» Ne fachant , dans tous ces mal-
» heurs , à qui m'adreffer , votre
» réputation, & le bien que le Frère
» Cofme , Chirurgien des Feuillans
» de Paris, notre ami, m'avoit dit
» de vous, m'engagèrent à vous prier
» de venir me fecourir. Vous eûtes la
» bonté de le faire avec tout le zèle
» & l'intelligence poffibles ; & je dois
» vous rendre cette juftice, que votre

» génie inventif vous fit épuiser en ma
» faveur toutes les ressources ordi-
» naires de l'Art. Mais, malgré tous les
» soins que vous me rendîtes pendant
» un mois, il fallut laisser subsister la
» fistule & l'embarras du canal, avec
» une grosseur & une dureté dans tout
» le trajet du scrotum. Ce mal affreux ne
» cédant à rien, voyant que vous étiez
» rebuté, & que mon mal empiroit,
» puisque j'étois obligé d'uriner jus-
» qu'à soixante fois par nuit, goutte
» à goutte & avec des douleurs in-
» concevables, l'urine passant par la
» fistule, je vous proposai d'avoir une
» consultation de Paris, & vous y con-
» sentîtes avec plaisir. Nous consultâ-
» mes le célèbre M. Morand, qui,
» après avoir bien examiné votre ex-
» posé, ne donna d'autres conseils que
» d'avoir recours à M. Daran, dont
» les miracles en ce genre faisoient
» beaucoup de bruit. L'impossibilité de
» me tenir ni assis, ni levé, m'ôta
» tout d'un coup l'espoir de cette res-
» source, sur-tout étant question de
» me transporter à soixante lieues, &
» n'étant pas assez riche pour oser pro-
» poser à M. Daran un voyage que

» la grande foule de malades qu'il a
» à Paris n'auroit pu lui permettre.
» Alors je me déterminai d'écrire tout
» cela, de concert avec vous, à notre
» ami le Frère Cofme, qui me fit ré-
» ponfe qu'il étoit de même avis que
» M. Morand, & qu'il ne falloit pas
» m'alarmer fur les difficultés du tranf-
» port. Dès ce moment je réfolus le
» voyage, & je l'ai exécuté au mois
» de mai fuivant. Je me fis porter fur
» un lit, par la rivière de Loire, juf-
» qu'à Orléans, & d'Orléans à Paris.
» Il fallut conftruire de même un
» lit fur les brancards d'une litière,
» m'ayant même été impoffible de faire
» ufage de cette voiture. J'arrivai à
» Paris, avec des peines qu'on ne peut
» exprimer. J'envoyai prier le Frère
» Cofme de me faire vifite; ce qu'il
» fit avec plaifir. Il me confeilla de fon
» mieux, en ranimant mes efpérances.
» Nous fîmes prier M. Daran de me
» venir voir. Dès qu'il fut arrivé il me
» fonda avec fa bougie ou fonde,
» comme l'appelle ce Chirurgien,
» laquelle s'arrêta avant la fiftule qui
» étoit à la racine du fcrotum. Mon
» état étoit alors bien plus déplorable
» que

» que celui dans lequel vous m'aviez
» vu; car, outre la fistule & la dureté que
» vous me connoissiez, il s'étoit formé
» autour de la tumeur , deux abcès ,
» & deux autres fistules, dont l'une se
» terminoit en cul de poule au bas du
» scrotum. M. Daran, après son exa-
» men, m'assura décisivement qu'il me
» guériroit, mais qu'il falloit prendre
» un logement chez lui, afin qu'il pût
» me voir aussi souvent qu'il le juge-
» roit nécessaire. Il commença à me
» traiter le 10 juin, en m'introduisant
» une bougie qui n'entroit d'abord que
» de trois doigts, & qui, chaque jour,
» avançoit un peu plus. Au bout de
» quatre jours, j'ai uriné avec plus de
» facilité. Le cinquième on m'ouvrit
» la tumeur ou cul de poule, ce qui
» me soulagea beaucoup ; on appliqua
» ensuite un cataplasme maturatif sur
» la tumeur squirrheuse. Elle fut ou-
» verte , & rendit un verre plein de
» pus; ce qui me procura un calme
» dont je n'avois pas joui depuis plus
» de trois mois. M. Daran fit lui-même
» ces deux opérations avec une dexté-
» rité admirable. Il continua en même

M

» temps l'ufage de fes fondes , dont je
» fupportois , fans aucune douleur ,
» l'introduction & le féjour. Elles pro-
» curèrent une fuppuration abondante ;
» & au quinzième jour elles pénétrè-
» rent jufques dans la veffie. Peu-à-peu
» les fiftules fe guérirent ; un refte de
» dureté qui étoit dans le canal fe
» fondit, & les urines coulèrent très-
» librement ; enforte qu'au bout d'un
» mois je me promenois au Palais
» royal ; & depuis ce temps j'ai vaqué
» à mes affaires.

» Il faut vous dire que M. Daran ,
» avant que de traiter fes malades., leur
» fait faire un expofé de leur maladie,
» & de tous les remèdes qu'ils ont faits ;
» il fait enfuite conftater ce même
» état par la vifite d'un habile Méde-
» cin & d'un fameux Chirurgien, qui
» revifitent le malade quand il eft
» guéri, & conftatent fa guérifon. Ce
» fut le célèbre M. de Juffieu , Profef-
» feur de Botanique au Jardin royal,
» & M. Jallet, habile Chirurgien de
» Paris , qui me vifitèrent, & qui ont
» donné leurs certificats de ma par-
» faite guérifon au bout de trois mois ;

» mais dont je goûtois les avantages
» depuis deux mois. Plufieurs autres
» Médecins & Chirurgiens en ont été
» témoins, & peuvent l'attefter de
» même. Le Frère Cofme a affifté exac-
» tement aux panfémens, & me dit
» que de pareilles guérifons étoient
» inconnues avant M. Daran. Cepen-
» dant, quoique je fuffe bien mal, j'ai
» eu la fatisfaction de lui en voir gué-
» rir de plus malades que moi, &
» fur-tout un qui avoit cinq fiftules
» au périnée, à la racine du fcrotum,
» & à qui les bougies ne pouvoient
» entrer que de deux travers de
» doigt. Je me propofe de rendre
» cette lettre publique, afin que les
» malheureux comme moi, à qui le
» nom ni la réputation de M. Daran
» ne feroient pas encore parvenus,
» fachent qu'il y a un homme dans
» le monde, qui peut les tirer de ce
» trifte état, dans lequel la mort eft
» préférable à une vie fi douloureufe
» & fi horrible, qu'on ne peut fe
» fupporter foi-même, ni les autres.
» Je puis dire avoir éprouvé l'un &

» l'autre. Quelle reconnoiſſance ne
» dois-je pas à mon Libérateur !

» J'ai l'honneur d'être avec une
» parfaite eſtime ,

» MONSIEUR,

» Votre très - humble &
» très-obéiſſant ſerviteur ,
DESHAYES.

De Paris , le 15 octobre 1747.

LETTRE

De M. DE LA BEAUME, *ancien Capitaine de Grenadiers au Régiment de Normandie, &c. en réponse à celle que lui avoit écrite M.* d'ANTE-ROCHE, *ancien Lieutenant-Colonel au Régiment d'Agénois, demeurant actuellement chez Madame Mouton, rue des deux Ecus, à Paris, pour savoir l'état de sa santé, depuis que M. Daran l'a traité de maladies de l'urèthre ; extraite du Mercure de France du mois d'avril 1750.*

«MONSIEUR,

» L'INTÉRÊT que vous prenez à ma
» santé, & le plaisir, bien naturel à
» une personne qui a souffert autant
» que je l'ai fait, de dire qu'il se porte
» bien, m'assure que vous lirez ma
» lettre avec plaisir, quoique longue.
» Voici donc quels ont été les com-

» mencemens de ma maladie, les fui-
» tes, & l'heureufe fin, couronnée par
» M. Daran. A la fuite des maladies
» que j'avois eues dans ma jeuneffe,
» je commençai à m'appercevoir en
» 1716, que le volume de mes urines
» diminuoit de plus en plus; de telle
» forte, qu'en 1720 j'eus nombre de
» rétentions d'urine, qui duroient quel-
» quefois vingt-quatre heures, avec des
» douleurs violentes. On employoit
» alors les bains, les faignées, les ca-
» taplafmes émolliens. Depuis, j'eus
» des rétentions totales deux ou trois
» fois l'année. Après avoir effayé plu-
» fieurs remèdes pour donner une libre
» iffue aux urines, on me fit prendre
» du baume de Copahu, pour cica-
» trifer l'ulcère. Cela me rétrécit tel-
» lement le paffage des urines, que je
» ne pouvois abfolument uriner. Je fus
» faigné plufieurs fois, & on me fit
» prendre quantité de bains; malgré
» tout cela, j'avois de grandes diffi-
» cultés d'uriner, fouffrant beaucoup.
» On me fit ufer des fondes de plomb,
» qui me foulagèrent pendant quelque
» temps. Deux ans après, j'eus une
» rétention totale, qui me mena aux

» portes du trépas. Je fus à Paris, pour
» confulter fur ma maladie. Feu M. de
» la Peyronie me fit mettre entre les
» mains d'un Chirurgien nommé Gui-
» mardet, qui, après m'avoir traité
» l'efpace de deux mois, voulut me
» perfuader qu'il m'avoit guéri. Il eft
» vrai que je me trouvois foulagé ;
» mais fix mois après, ayant fait une
» route de Strasbourg en Flandres,
» j'eus une rétention d'urine des plus
» violentes, qui me dura trois jours,
» fans pouvoir uriner ; après quoi, on
» m'introduifit une algalie à force, qui
» me fit venir beaucoup de fang, &
» qui procura l'iffue aux urines ; & je
» la gardai trois jours confécutifs, ce
» qui me foulagea effectivement. Je
» partis enfuite pour Paris, pour me
» faire traiter de nouveau. On m'indiqua
» M.... Chirurgien de Paris, qui me
» traita avec des bougies qui me fou-
» lagèrent, & qui prétendoit m'avoir
» guéri. Cependant, deux ans après,
» j'eus encore un accident à la Ro-
» chelle, où je fus deux jours fans
» pouvoir uriner. A force de faignées
» mon mal fe calma. Je paffai en Ba-
» vière avec le Régiment, quoique

» je fuſſe fort incommodé de cette ma-
» ladie. Les grands froids ou les fati-
» gues que j'ai ſouffertes dans ce pays-
» là, augmentèrent mon mal. J'eus
» pluſieurs accidens de rétention d'u-
» rine, par intervalles. Un jour, je
» m'apperçus d'une tumeur au péri-
» née, que je fis voir au Chirurgien-
» Major d'Ingolſtad, qui me fit mettre
» un emplâtre de *Vigo cum mercurio*.
» Cette tumeur m'incommodoit beau-
» coup. Je ſortis d'Ingolſtad avec les
» Malades; je remontai le bateau juſ-
» qu'à Olme. Ma tumeur augmentoit
» toujours. Je fus obligé de faire faire
» un brancard à Olme, ſur lequel on
» me porta juſqu'à Strasbourg, où je
» me repoſai un mois chez un Chi-
» rurgien; après lequel temps, eſpé-
» rant trouver quelque ſoulagement
» à Montpellier, je partis dans une
» litière juſqu'à Lyon; de Lyon, je
» deſcendis le Rhône juſqu'au Saint-
» Eſprit, où je me trouvai ſi mal, &
» ma tumeur étoit ſi confidérable, que
» je fus forcé de m'y arrêter. Là, on
» jugea à propos de me l'ouvrir; ce
» qui me ſoulagea un peu : mais ce-
» pendant je ne pouvois ſupporter

» aucune situation. J'arrivai un mois
» après à Montpellier, dans un état
» pitoyable. J'envoyai chez M. Serres,
» fameux Chirurgien de cette ville,
» le prier de venir voir mon état. Il
» me mit beaucoup de cataplasmes.
» Quinze jours après, il parut une au-
» tre tumeur de l'autre côté, qui me
» causa de nouvelles douleurs. Je fis
» appeler M. Fifes, fameux Médecin
» de cette ville, qui me dit que l'on
» pouvoit me soulager, mais que je
» ne devois point espérer de guérison.
» Je souffrois beaucoup, me trouvant
» toujours mouillé, les urines passant
» continuellement par les fistules au-
» tant que par la voie ordinaire. Un
» mois après, il en parut une troi-
» sième. Pour lors, je reçus une lettre
» d'un de mes amis de Marseille, qui
» me manda que M. Daran étoit établi
» dans cette ville, traitant cette ma-
» ladie, & la guérissant radicalement.
» Je fis voir cette lettre à M. Fifes,
» qui me dit qu'il ne croyoit pas qu'il
» me guérît ; mais cependant qu'il
» me conseilloit d'y aller. Je me déter-
» minai à faire ce voyage ; & étant
» arrivé chez M. Daran, il me trouva

» dans un état pitoyable, ayant trois
» fiftules par où les urines fortoient
» & couloient continuellement goutte
» à goutte, ainfi que par la voie or-
» dinaire ; de forte que j'étois obligé
» de porter, nuit & jour, un vafe de
» fer blanc pour les recevoir. Cepen-
» dant, après m'avoir obfervé, il m'af-
» fura qu'il me guériroit avec le temps.
» J'éprouvai, avec toute la fatisfac-
» tion que l'on peut imaginer, l'effet
» de fes promeffes. Environ quatre
» mois après qu'il eut commencé mon
» traitement, les fiftules furent cica-
» trifées, l'incontinence d'urine ceffa,
» & elle fortit librement. Je trouvai
» mon état fi différent, que je ne pou-
» vois me perfuader que cette cure eût
» pu être fi parfaitement accomplie fur
» moi, & que je craignois de me voir
» expofé au même accident, de mo-
» ment à autre ; vu, fur-tout, le pro-
» noftic que m'avoit fait M. Fifes,
» qu'on pouvoit bien me foulager,
» mais non point me guérir. Cepen-
» dant ma fanté a toujours été depuis
» de mieux en mieux ; & je rends avec
» plaifir ce témoignage public en fa-
» veur de M. Daran, que depuis qu'il

» a opéré ma guérison, qui date ac-
» tuellement de cinq années, je n'ai
» eu aucun ressentiment de mon an-
» cien mal; & je jouis d'une santé
» aussi parfaite, que si jamais je n'a-
» vois eu cette maladie. Je suis charmé
» de trouver encore ce moyen de lui
» témoigner ma reconnoissance du ser-
» vice essentiel qu'il m'a rendu. Je vous
» prie donc d'agréer que je rende cette
» lettre publique, afin que tout le
» monde sache que M. Daran guérit,
» non-seulement pour un temps, ces
» maladies, comme on me le faisoit
» craindre, mais qu'il les guérit pour
» toujours. Je puis parler plus perti-
» nemment qu'un autre de l'infail-
» libileté des secours qu'il emploie,
» l'ayant éprouvé sur moi-même; & je
» me mets au rang de ses admirateurs
» & des apologistes de sa nouvelle mé-
» thode. Vous trouverez peut-être ma
» lettre un peu longue; mais j'aurois
» cru manquer à la demande que vous
» m'avez faite, si, par un détail plus
» abrégé, j'avois omis des circons-
» tances peut-être essentielles. J'ai
» donc mieux aimé m'étendre davan-
» tage, & vous marquer exactement

» tout ce qui s'eſt paſſé depuis le com-
» mencement de ma maladie, juſqu'au
» moment qu'elle a été guérie.

    » J'ai l'honneur d'être très-parfai-
» tement,

    » MONSIEUR,

    » Votre très-humble &
» très-obéiſſant ſerviteur,
    DE LA BEAUME.

A Montpellier, le 10 octobre 1750.

LETTRE

De M. MANGET, Médecin de Genève, à M. DARAN.

«MONSIEUR,

» J'AI lu avec beaucoup de plaisir
» vos Observations sur les maladies
» de l'urèthre. Je n'avois pas la foi
» aux carnosités; vous avez fait de moi
» un profélite. Je fouhaiterois que ma
» converfion vous donnât un relief
» qui fervît à vous marquer ma re-
» connoiffance.

» J'ai vu ici une de vos merveilles
» Marfeilloifes, qui m'a confirmé dans
» l'idée que j'avois de votre habileté;
» mais permettez, MONSIEUR, qu'en
» vous témoignant ma joie, pour l'u-
» tilité du genre humain, de cette nou-
» velle découverte, je vous faffe part
» de la crainte que j'ai qu'elle ne fe
» perde avec vous, fi vous ne prenez
» des précautions contre une mort fu-

» bite, à laquelle nous ſommes tous
» expoſés. Ce ſeroit un vol fait au Pu-
» blic, dont le crime ſeroit propor-
» tionné au prix du tréſor qu'il per-
» droit. Je ne doute pas MONSIEUR,
» que votre zèle pour les progrès de
» la Médecine, & votre charité, ne
» vous portent à tranſmettre à la poſ-
» térité un bien, dont la poſſeſſion
» doit vous immortaliſer. Je vous ſou-
» haite, en attendant, une continua-
» tion des avantages actuels qui vous
» ſont ſi légitimement dus.

» Si mon témoignage, ſur un ſeul
» exemple, pouvoit être de quelque
» poids, je le donne ici avec grand
» plaiſir, tant par reconnoiſſance pour
» vous, MONSIEUR, que par la con-
» ſidération du Public, dont je vou-
» drois que chaque individu fût in-
» formé du bien que vous pouvez lui
» procurer.

» Je ſuis avec la plus parfaite con-
» ſidération,

» MONSIEUR,

» Votre très-humble &
» très-obéiſſant ſerviteur,
MANGET.

Nous aurions pu grossir le nombre de ces Lettres, soit des Médecins, soit des Malades eux-mêmes, qui tous attestent la supériorité du remède de M. Daran, les cures singulières & nombreuses qu'il a opérées, & la confiance que les Malades les plus désespérés peuvent avoir dans cette méthode. Nous renvoyons nos Lecteurs aux précédentes éditions de cet Ouvrage, où les susdites Lettres se trouvent dans leur entier, & sont beaucoup plus multipliées.

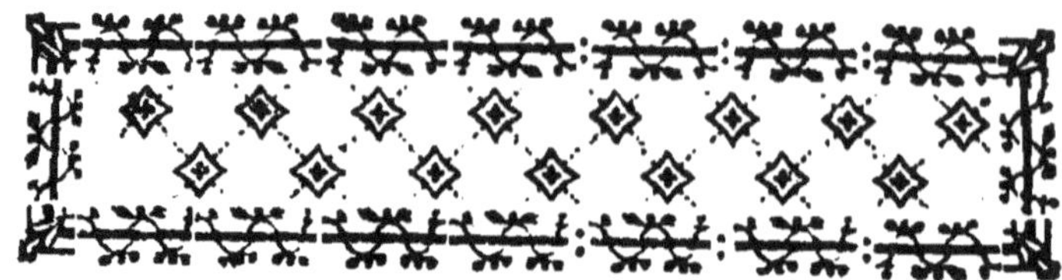

REMARQUES

PARTICULIÈRES.

APRÈS avoir traité des maladies de l'urèthre, dans le Difcours préliminaire, & rapporté quelques-unes des Lettres qui conftatent l'efficacité de ma méthode, il eft à propos de placer ici quelques réflexions qui la concernent, & d'autres qui me regardent perfonnellement.

Depuis plus de vingt ans, prefque tout ce que la Faculté de Médecine de Paris & de Montpellier a eu de Docteurs célèbres, tout ce que l'Ecole de Chirurgie a eu de plus expérimentés & de plus habiles Maîtres, ont certifié par écrit que ma méthode guérit radicalement les carnofités dans le canal de l'urèthre; qu'ils n'ont rien connu, dans l'étendue de la Médecine & de la Chirurgie, de fi puiffant contre les maux de cette nature, &

de si intéressant pour les Malades (*a*).

Tel a été constamment le suffrage général & unanime des Maîtres de l'Art, en faveur d'un remède qu'on avoit cherché si long-temps inutilement ; faute duquel on voyoit mourir une infinité de personnes, sans pouvoir leur donner aucun secours, & dont le caractère d'efficacité n'a pu être effacé par les vaines clameurs de l'intérêt. Parmi ceux qui ont écrit sur cette maladie, le célèbre auteur du *Traité des Tumeurs*, M. Astruc, convaincu de la supériorité de ma méthode, par le nombre des cures que j'avois opérées, par le témoignage de plusieurs Malades, qui, après avoir obtenu leur guérison, avoient été lui en faire le rapport, & par les certificats des plus grands Médecins & Chirurgiens, forcé de reconnoître l'efficacité de mon remède, a imaginé de donner une recette de mes bougies, & d'avancer qu'elle étoit la même que la mienne. Je réclamai, avec raison,

(*a*) On trouvera ci-après les noms de tous les Médecins & Chirurgiens célèbres, qui ont attesté la supériorité de cette méthode.

contre cette fuppofition, par une Lettre imprimée.

En 1744, je publiai, pour la première fois, mon *Traité des Maladies de l'urèthre*, dont on a fait depuis plufieurs éditions. Les Anglois le traduifirent dans leur langue ; & la traduction de M. Tomkins, célèbre Chirurgien de Londres, fut publiée en 1750. Il mit à la tête une préface, où il s'occupa à détruire quelques préjugés que l'envie auroit voulu accréditer contre moi. Voici, en fubftance, ce que dit M. Tomkins, ou plutôt voici une partie de la traduction de fa préface.

« Les uns, dans l'intention d'affoi-
» blir la réputation de M. Daran,
» refufent d'accorder à fa méthode le
» mérite de l'invention. S'ils ont connu
» avant lui l'art de guérir ces mala-
» dies, ils font bien criminels de n'a-
» voir pas mis leur fcience en prati-
» que ; mais la preuve inconteftable
» qu'ils ne la poffédoient pas, c'eft le
» nombre des victimes malheureufes,
» attaquées depuis tant d'années des
» maladies de l'urèthre, quoiqu'elles
» fe foient fouvent adreffées aux per-

» fonnes les plus célèbres dans cette
» partie. D'autres objectent foible-
» ment qu'on faifoit ufage des bou-
» gies long-temps avant M. Daran :
» ainfi donc, fi on venoit à découvrir
» quelque recette qui, par une qua-
» lité fpécifique, guérît radicalement
» les cancers, pourroit-on dire avec
» raifon, parce qu'il y a plufieurs fiè-
» cles qu'on a employé des onguens
» pour les détruire, que ce n'eft pas
» une nouvelle découverte ?

» D'autres reconnoiffent M. Daran
» pour inventeur, & accordent un
» grand mérite à fon invention; mais
» en même temps, ils fondent leur ac-
» cufation fur cet aveu même, & lui
» reprochent de ce qu'il recèle aux
» yeux de l'univers une découverte fi
» utile. Je réponds d'abord que fi M.
» Daran avoit rendu publique fa mé-
» thode, lorfqu'une heureufe décou-
» verte la lui offrit, le nombre des
» Malades qui feroient tombés entre
» fes mains, auroit été beaucoup
» moins confidérable. Tout Chirur-
» gien ayant les mêmes moyens pour
» guérir, il n'auroit pas eu l'occafion
» de connoître à fond la nature des

» différentes maladies de l'urèthre ;
» par un nombre infini d'obfervations,
» & il n'auroit pas été à même, en
» conféquence de ces mêmes obfer-
» vations, d'appliquer ces remèdes à
» leurs efpèces différentes & à leurs
» différens degrés ; car l'urèthre n'eft
» pas fufceptible d'une feule maladie ;
» elles font en grand nombre, & doi-
» vent leur origine à plufieurs caufes,
» chacune defquelles doit être bien
» étudiée féparément, & bien diftin-
» guée des autres : cette connoiffance
» ne peut être que le fruit d'une étude
» férieufe & fuivie de la nature.

» Je dis, en fecond lieu, que ce
» qui eft généralement connu, eft pref-
» que généralement négligé ; & que
» s'il avoit fait part de fa méthode au
» Public, elle auroit eu la même def-
» tinée que plufieurs remèdes eftima-
» bles, qui, tant qu'ils ont été cou-
» verts du voile du fecret, ont été
» dans une haute vénération ; & qui,
» une fois connus, ont été mis à l'é-
» cart, & leurs vertus bientôt ou-
» bliées. Mais, fuppofons qu'on eût
» plus d'égard pour le fpécifique de
» M. Daran ; comme tous les hom-

» mes, même les plus bornés, ont une
» haute opinion de leur capacité,
» chaque Possesseur se seroit imaginé
» être en état d'y faire quelque chan-
» gement ; quelques - uns y auroient
» ajouté, d'autres auroient retranché ;
» le remède auroit été mis à la tor-
» ture, pour ainsi dire, en mille façons
» différentes ; & on auroit vu bientôt
» paroître autant de méthodes nou-
» velles, qu'il y auroit eu d'imagina-
» tions ; de façon que le remède auroit
» été confondu dans l'abyme de ces
» changemens, le Chirurgien se seroit
» trouvé embarrassé dans le choix du
» bien ou du mal, & la postérité au-
» roit été privée d'un bien, qui main-
» tenant lui sera transmis de siècle en
» siècle. Car actuellement, dans quel-
» que temps qu'il se détermine à com-
» muniquer ce précieux dépôt, la ré-
» putation solide qu'il s'est acquise
» par le nombre infini de cures qu'il
» a eu occasion de faire, en distribuant
» la santé par ses propres mains & sans
» le secours de personne, rendra sa
» méthode plus certaine.

» Mais, quoique M. Daran renferme
» son secret dans son sein, on ne doit

» pas le comparer à cet homme qui
» enfouit son talent, & devint inutile
» à lui-même & à ses semblables. Au
» contraire, il en répand les propriétés
» & les vertus ; les nations les plus
» éloignées ressentent les heureux ef-
» fets de son invention, beaucoup plus
» que s'il l'avoit rendue publique,
» &c. &c. »

D'après la traduction Angloise de mon *Traité sur les Maladies de l'U-rèthre*, plusieurs Anglois, attirés par le succès de mes cures, sont venus à Paris se mettre entre mes mains, & ont recouvré, par mon secours, une santé que les plus habiles Médecins & Chirurgiens de Londres n'avoient pu leur procurer. Les Malades que des affaires pressantes ou le peu de fortune retenoient dans leur pays, se flattèrent long-temps, qu'appelé par quelque personne de distinction, je pourrois me déterminer à passer en Angleterre. Le desir de me rendre utile & de procurer du soulagement à mes semblables, ne me permit pas de balancer sur le parti que j'avois à prendre ; lorsque, invité par un homme de grande confidération, j'appris que le fecours qu'on attendoit de moi ne pouvoit fouffrir aucun délai. Cette perfonne étoit attaquée d'une maladie à l'urèthre, avec une fiftule urinaire au périnée, très-invétérée. Ce fut à fa follicitation que je partis pour Londres, par congé de la Cour. Pour me fuppléer pendant mon abfence, & ne pas priver les Malades des fecours dont ils pouvoient avoir befoin, je laiffai à Paris M. Daran Defcaftan, mon neveu, qui, depuis plus de vingt ans, travailloit fous mes yeux, & à qui j'avois donné tous mes foins pour le mettre au fait du traitement de ces maladies, & de l'adminiftration de mes remèdes.

Mon arrivée dans la Grande-Bretagne fut annoncée; & dès-lors une infinité de Malades fe préfentèrent, pour être traités fuivant ma méthode. Des guérifons nombreufes, opérées fur des perfonnes du premier rang, & fous les yeux des plus grands Maîtres de l'Art, fignalèrent mon féjour à Londres, & prouvèrent de plus en plus dans cette Capitale, l'efficacité de mon remède. Je ferois en état de rapporter ici les noms de plusieurs malades de distinction, qui ne cessent de publier que c'est à moi qu'ils sont redevables de leur santé. Je me suis contenté autrefois de choisir quelques-unes des principales cures, & de les donner sous le titre d'*Observations*, à la suite de ces *Remarques*, dans une édition précédente, où elles forment la quatrième & dernière partie du volume. J'ai évité de nommer les personnes, quoique plusieurs n'aient aucune répugnance à se faire connoître, persuadés que plus il y a de gens de marque qui attestent l'efficacité d'un remède, & plus il se répand, & par conséquent plus il devient utile à l'humanité. Mais cette générosité de leur part ne doit pas me dispenser des ménagemens & des égards qui leur sont dus.

« Vous pouvez me citer, me di-
» soit Milord * * *. Le témoignage
» d'un homme de mon rang ne peut
» être que d'un très-grand poids en
» faveur de votre méthode ; & je pré-
» fère le bien public à toute espèce de
» considération particulière : l'utilité
» générale

» générale des hommes doit l'empor-
» ter fur la mienne propre. Votre re-
» mède m'a guéri ; l'aveu que j'en
» fais publiquement peut & doit même
» engager d'autres malades à en faire
» ufage ; & il n'eft rien à quoi je ne
» m'expofe, pour procurer à mes fem-
» blables le même avantage que j'ai
» reçu de vous. »

Telle eft, en général, la façon de penfer des Anglois ; tout ce qui tend au bien de l'humanité a fur eux des droits de préférence ; ils s'en occupent plus que de leurs propres intérêts. C'eft en fuivant les mêmes principes, qu'un autre Seigneur ayant long-temps rejeté les remèdes ordinaires, ne pouvant s'affujettir au régime & à la gêne qu'ils exigent, confentit néanmoins à obferver le mien exactement.

« En fuivant fidèlement tout ce que
» vous me prefcrirez, me dit-il, fi
» je ne guéris pas, je ferai fûr que
» ce fera la faute du remède, & je
» n'aurai rien à me reprocher ; au
» lieu que je me croirois très-coupa-
» ble envers la Société, fi, par ma
» faute, je donnois atteinte à la bonté

N

» d'un fpécifique utile à tant de gens,
» & dont mon exemple pourroit les
» détourner. »

Je ne crains pas d'affurer, que fi
tous les malades qui ont été traités
par ma méthode, avoient fuivi les
mêmes principes, les cures auroient
été plus promptes ; & c'eft ce qui
arriva au Seigneur Anglois, dont je
viens de parler : une parfaite guérifon
fuivit de près, & fut le prix de fon
extrême fidélité à obferver tous les remèdes.

Les fuccès qui m'accompagnèrent
durant mon premier féjour en Angleterre, me déterminèrent à y faire un
fecond voyage. Mon arrivée y fut encore annoncée ; & de nouveaux malades vinrent demander mon fecours.
Toujours guidé par l'amour de l'humanité, je n'épargnai ni foins ni fatigues pour le foulagement de ceux
qui avoient recours à ma méthode ;
& à mon départ, je priai M. Asborne
d'adminiftrer mon remède pendant
mon abfence.

De retour à Paris, mon principal
foin actuellement eft de me livrer à

l'exercice de mon art, & au foula-gement de mes Concitoyens. C'eſt un devoir dont je ne me ſuis jamais diſpenſé.

La preuve la plus convaincante de la ſupériorité de ma méthode, eſt le rétabliſſement de la plupart des ma-lades qui ſe ſont adreſſés à moi dans tous les temps, après avoir tenté inu-tilement tous les autres moyens, & notamment la guériſon de plus de cent malades que j'ai traités à Londres dans mes deux voyages, où je n'ai ſéjourné qu'environ deux ans. Le plus grand nombre avoit éprouvé, ſans ſuccès, toutes les bougies conſeillées & appli-quées par les perſonnes les plus expé-rimentées. De plus, il y a peu de ma-lades pour leſquels il ne faille em-ployer, pendant l'uſage des bougies, des remèdes internes qui doivent con-courir avec le topique, & former en-ſemble un ſpécifique, auſſi certain pour les maladies de l'urèthre, que le quinquina pour les fièvres inter-mittentes, le mercure pour détruire le virus vénérien, l'opium dans le cas où il faut calmer, & la ſaignée dans

les inflammations. Le plus ou le moins
de temps que l'on emploie, par le
moyen de ce spécifique, pour parvenir
à la parfaite guérison, marque le degré du mal, & le temps qu'on en a
été affecté ; mais on est toujours sûr du
succès, quand il n'y a pas de complication qui rende la maladie totalement
incurable.

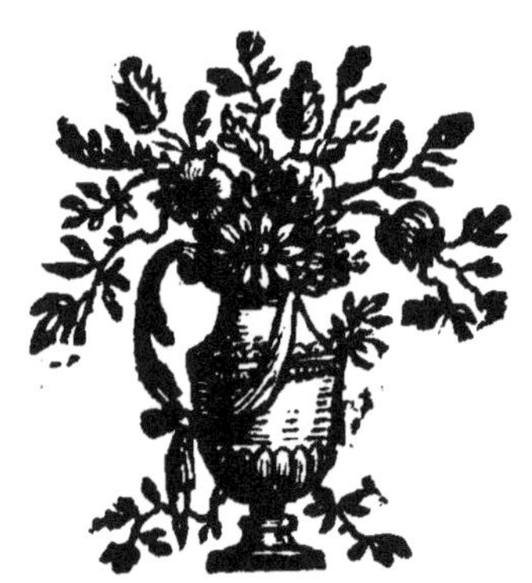

LISTE ALPHABÉTIQUE
DES MÉDECINS

Qui ont attefté l'efficacité de la méthode de M. Daran.

MESSIEURS,

ALBIN, Docteur agrégé au Collège des Médecins à Marfeille.

Balieu, (de) Confeiller du Roi , & l'un de fes Médecins ordinaires.

Bertrand , Doyen du Collège des Médecins de Marfeille.

Bouilhac, premier Médecin de Monfeigneur le Dauphin & de Madame la Dauphine.

Bouniols , Docteur de l'Univerfité de Montpellier, Médecin du Roi à Fontainebleau , ci-devant Médecin ordinaire de S. A. R. Madame la Duchefſe de Lorraine.

Boyer , Docteur-Régent de la Faculté de Paris , Cenfeur royal , & Médecin ordinaire du Roi.

Bruhier, Censeur royal, & l'un des Auteurs du Journal des Savans.

Cantwel, Docteur-Régent de la Faculté de Paris.

Casamajor, Docteur-Régent de la Faculté de Paris.

Chicoyneau, Conseiller d'Etat ordinaire, & premier Médecin du Roi.

Combalusier, Docteur de l'Université de Montpellier, de la Faculté Royale des Sciences de la même ville, & ancien Professeur de la Faculté de Valence.

Falconet, Docteur-Régent de la Faculté de Paris, Médecin-Consultant du Roi, de l'Académie Royale des Inscriptions & Belles-Lettres.

Ferrein, Docteur-Régent de la Faculté de Paris, Conseiller du Roi & Professeur Royal de Médecine au Collège Royal, de l'Académie Royale des Sciences.

Joyeuse, Médecin ordinaire des Galères.

Jussieu, (de) Ecuyer, Conseiller, Secrétaire du Roi, Maison & Couronne de France, & de ses Finances, Docteur de Montpellier & de Paris, Professeur en Botanique au

Jardin Royal des Plantes, de l'Académie Royale des Sciences, & Membre des Sociétés Royales de Londres & de Berlin.

Hoc, (le) Docteur-Régent de la Faculté de Paris, ancien Médecin ordinaire du Châtelet, ordinaire de l'Hôtel-Dieu & de l'Hôpital Royal de la Charité de Paris.

Medalon, Conseiller, Médecin du Roi & de sa Compagnie des Cent-Suisses, ancien Médecin des Camps & Armées du Roi.

Michel, Docteur de la Faculté de Montpellier, agrégé au Collége des Médecins de Marseille, & Médecin du Lazaret de Purge.

Molin, Docteur de la Faculté de Montpellier, & Médecin-Consultant du Roi.

Moreau, Conseiller du Roi & son Médecin ordinaire.

Mouret, Médecin de l'Hôpital de Tarascon.

Nihell.

Plunkett.

Pouffe, père, Docteur-Régent de la Faculté de Paris.

Pouffe, fils, Docteur-Régent de la

Faculté de Paris, ancien Proffesseur de Chirurgie & Censeur royal.

Procope Couteaux, Docteur-Régent de la Faculté de Paris, ancien Professeur des Ecoles, & actuellement Professeur de Chirurgie en Langue Française.

Rabours, (de) Docteur-Régent de la Faculté de Paris.

Sidobre, Docteur de la Faculté de Montpellier, & Médecin-Consultant du Roi.

Thieullier, (le) Docteur-Régent de la Faculté de Patis, Conseiller, Médecin ordinaire du Roi en son Grand Conseil & en la Prévôté de France.

Vernage, Docteur-Régent de la Faculté de Paris.

LISTE ALPHABÉTIQUE.
DES CHIRURGIENS.

MESSIEURS,

Bagieu, Chirurgien de Saint-Côme, & Chirurgien-Major des Gendarmes de la Garde du Roi.

Benomont, Chirurgien Juré de Paris.

Bergerot, Maître Chirurgien Juré de Saint-Côme.

Biag, (de) Maître Chirurgien Juré de Saint-Côme.

Boiscaillaud, Maître Chirurgien de Saint-Côme, Chirurgien ordinaire du Roi par quartier, & son premier Chirurgien ordinaire en survivance.

Boudou, Chirurgien de Saint-Côme, & Chirurgien en chef de l'Hôtel-Dieu de Paris.

Boyer, ci-devant Chirurgien-Major des Grenadiers à cheval de Sa Majesté Catholique.

Casaubon, Chirurgien Juré de Saint-Côme.

Cassaing, Chirurgien Juré à Paris, &

N v

& Chirurgien du Roi, & ordinaire en sa grande Artillerie.

Castaignet, Maître Chirurgien de Paris.

Dalbon, Maître en Chirurgie, Conseiller du Roi, Inspecteur des Boissons, ancien Chirurgien de Sa Majesté en son Artillerie.

Darius, Maître en Chirurgie, Membre de l'Académie Royale de Chirurgie.

Daviel, Maître-ès-Arts, Chirurgien Juré de Marseille, entretenu sur les Galères du Roi, de l'Académie Royale des Sciences de Toulouse, Associé correspondant de celle de Chirurgie de Paris, Membre de l'Institut des sciences de Bologne, Professeur & Démonstrateur Royal de Chirurgie à Marseille.

Desport, Chirurgien de la Reine, & Chirurgien-Major des Camps & Armées du Roi.

Dulattier, ancien Chirurgien-Major des Armées du Roi, & Aide-Major de la Charité de Paris.

Dupony, Maître Chirurgien de Saint-Côme.

Faget, Maître Chirurgien de Saint-Côme & de la Reine.

Faye, (de la) de l'Académie Royale de Chirurgie, Démonſtrateur Royal pour les opérations, ancien Chirurgien des Camps & Armées de Sa Majeſté.

Foubert, Maître en Chirurgie, Chirurgien ordinaire du Roi en ſa Cour de Parlement, & ancien Chirurgien-Major de l'Hôpital de la Charité.

Godefroy, Maître Chirurgien de Saint-Côme.

Grave, (la) Maître en Chirurgie, & Chirurgien ordinaire du Roi en ſon Artillerie.

Haye, (de la) Maître en Chirurgie, ancien Prévôt de ſa Compagnie, & Membre de l'Académie Royale de Chirurgie.

Hevin, premier Chirurgien de Madame la Dauphine, Maître, Démonſtrateur Royal, & Secrétaire de l'Académie Royale de Chirurgie pour les correſpondances.

Houſtet, Chirurgien, de l'Académie Royale de Chirurgie.

Jallet, Chirurgien de Saint-Côme.

Louſtaunau, Chirurgien du Roi & des Enfans de France.

Louxto, Chirurgien Juré de Saint-Côme.

Malaval, Chirurgien Juré, & ordinaire du Roi en sa Cour de Parlement.

Mehaignery de la Richardière, Chirurgien Juré de Saint-Côme, & Chirurgien de feu S. A. R. M. le Duc d'Orléans, Régent.

Menjon, Maître en Chirurgie & Membre de l'Académie Royale de Chirurgie.

Morand, Maître en Chirurgie à Paris, de l'Académie Royale des Sciences & de celle de Chirurgie, Censeur Royal.

Moulin, (du) Maître Chirurgien Juré de Saint-Côme, & Doyen de la Compagnie.

Peyronie, (de la) ci-devant premier Chirurgien, & Médecin-Consultant du Roi.

Poujade, Chirurgien privilégié du Roi pour les Maladies secrettes.

Quintard, Chirurgien-Major des Gardes, & de M. le Grand Maréchal de la Couronne de Pologne.

Recolin, Chirurgien de la Prévôté de l'Hôtel du Roi.

Ruffel, Chirurgien Juré de Saint-
Côme, & Chirurgien - Major des
Gardes du Corps du Roi.

Sarrau, Chirurgien de Saint-Côme.

Serres, Maître Chirurgien Juré de la
ville de Montpellier.

Sue, Chirurgien Juré, & Prévôt de
Saint-Côme dans la ville de Paris.

Taillard, Chirurgien Juré à Paris.

Fin de la Liste des Chirurgiens.

APPROBATION.

J'AI lu, par ordre de Monseigneur le Garde des Sceaux, les *Observations Chirurgicales sur les Maladies de l'Urèthre, traitées suivant une nouvelle méthode, par M. Daran, cinquième Edition.* Cet Ouvrage déja fort connu mérite d'être imprimé par les bonnes Observations qu'il contient. *A Paris ce 14 juin 1779.*

SUE, Censeur Royal.

De plus, j'ai lu, par ordre de Monseigneur le Garde des Sceaux, un Manuscrit, portant pour titre : *Composition des Remèdes employés par M. Daran dans les Maladies de l'Urèthre.* Nous pensons que le Public recevra avec plaisir & reconnoissance pour l'Auteur un remède si utile à l'humanité. *A Paris ce 21 juillet 1779.*

SUE.

PRIVILEGE DU ROI.

LOUIS, par la grace de Dieu, Roi de France & de Navarre : A nos amés & féaux Conseillers, &c. SALUT. Notre bien-amé le Sieur DARAN Nous a fait exposer qu'il desireroit faire imprimer & donner au Public un Ouvrage de fa compofition, intitulé : *Obfervations Chirurgicales fur les maladies de l'U-rethre*, &c. s'il Nous plaifoit lui accorder nos Lettres de Privilège à ce néceffaires : A ces caufes, voulant favorablement traiter l'Expofant, Nous lui avons per-mis & permettons de faire imprimer ledit Ouvrage autant de fois que bon lui femblera, & de le ven-dre, faire vendre par tout notre Royaume. Vou-lons qu'il jouiffe de l'effet du préfent Privilège, pour lui & fes hoirs à perpétuité, pourvu qu'il ne le ré-trocède à perfonne ; & fi cependant il jugeoit à propos d'en faire une ceffion, l'acte qui la contien-dra fera enregiftré en la Chambre Syndicale de Paris, à peine de nullité, tant du Privilège que de la ceffion ; & alors, par le fait feul de la ceffion en-regiftrée, la durée du préfent Privilége fera réduite à celle de la vie de l'Expofant, ou à celle de dix années, à compter de ce jour, fi l'Expofant décède avant l'expiration defdites dix années. Le tout con-formément aux articles IV & V de l'Arrêt du Con-feil du 30 août 1777, portant Réglement fur la durée des Privilèges en Librairie. Faifons défenfes à tous Imprimeurs, Libraires, & autres perfonnes, de quelque qualité & condition qu'elles foient, d'en introduire d'impreffion étrangère dans aucun lieu de notre obéiffance ; comme auffi d'imprimer, ou faire imprimer, vendre, faire vendre, débiter, ni contre-faire lefdits Ouvrages, fous quelque prétexte que ce puiffe être, fans la permiffion expreffe & par écrit dudit Expofant, ou de celui qui le repréfentera, à peine de faifie & de confifcation des Exem-plaires contrefaits, de fix mille livres d'amende, qui ne pourra être modérée, pour la première fois, de pareille amende & de déchéance d'état en cas de récidive, & de tous dépens, dommages & intérêts, conformément à l'Arrêt du Conseil du 30 août 1777, concernant les contrefaçons. A la charge que ces Préfentes feront enregiftrées tout au long fur le Regiftre de la Communauté des Imprimeurs & Libraires de Paris, dans trois mois de la date d'icelles ; que l'impreffion dudit Ouvrage fera faite dans notre Royaume, & non ailleurs, en beau papier & beau caractère, conformément aux Réglemens de la Librairie, à peine de déchéance du préfent Privilège ; qu'avant de l'expofer en vente, le Manufcrit qui aura fervi de copie à l'impreffion dudit Ouvrage, fera remis dans le même état où l'Approbation y aura été donnée, ès main de notre très-cher & féal Chevalier Garde des Sceaux de France, le Sieur HUE DE MIROMENIL ; qu'il en fera enfuite remis deux exemplaires dans notre Bibliothèque publique, un dans celle de notre Château du Louvre, un dans celle de notre très-cher & féal Chevalier Chancelier de France, le Sieur DE MAUPEOU, & un dans celle dudit Sieur HUE DE MIROMENIL, le tout à peine de nullité des Préfentes. Du contenu defquelles vous mandons & enjoignons de faire jouir ledit Expofant & fes hoirs pleinement & paifiblement, fans fouffrir qu'il leur foit fait aucun trouble ou empêchement. Voulons que la copie des Préfentes, qui fera imprimée tout au long au commencement ou à la fin dudit Ouvrage, foit tenue pour duement fignifiée, & qu'aux copies collationnées par l'un de nos amés & féaux Confeillers-Secrétaires, foi foit ajoutée comme à l'original. Commandons au premier notre Huiffier, &c. CAR tel eft notre plaifir. DONNÉ à Paris le 26 août, l'an de grace 1779, & de notre règne le fixième. Par le Roi en fon Confeil. LEBEGUE.

Regiftré fur le Regiftre XXI de la Chambre Royale & Syndicale des Libraires & Imprimeurs de Paris, N°. 1787, fol. 121, conformément aux difpofitions énoncées dans le préfent Privilège, & à charge de remettre à ladite Chambre les huit exemplaires prefcrits par l'article CVIII du Réglement de 1723. A Paris ce 27 août 1779.

GOGUÉ, Adjoint.

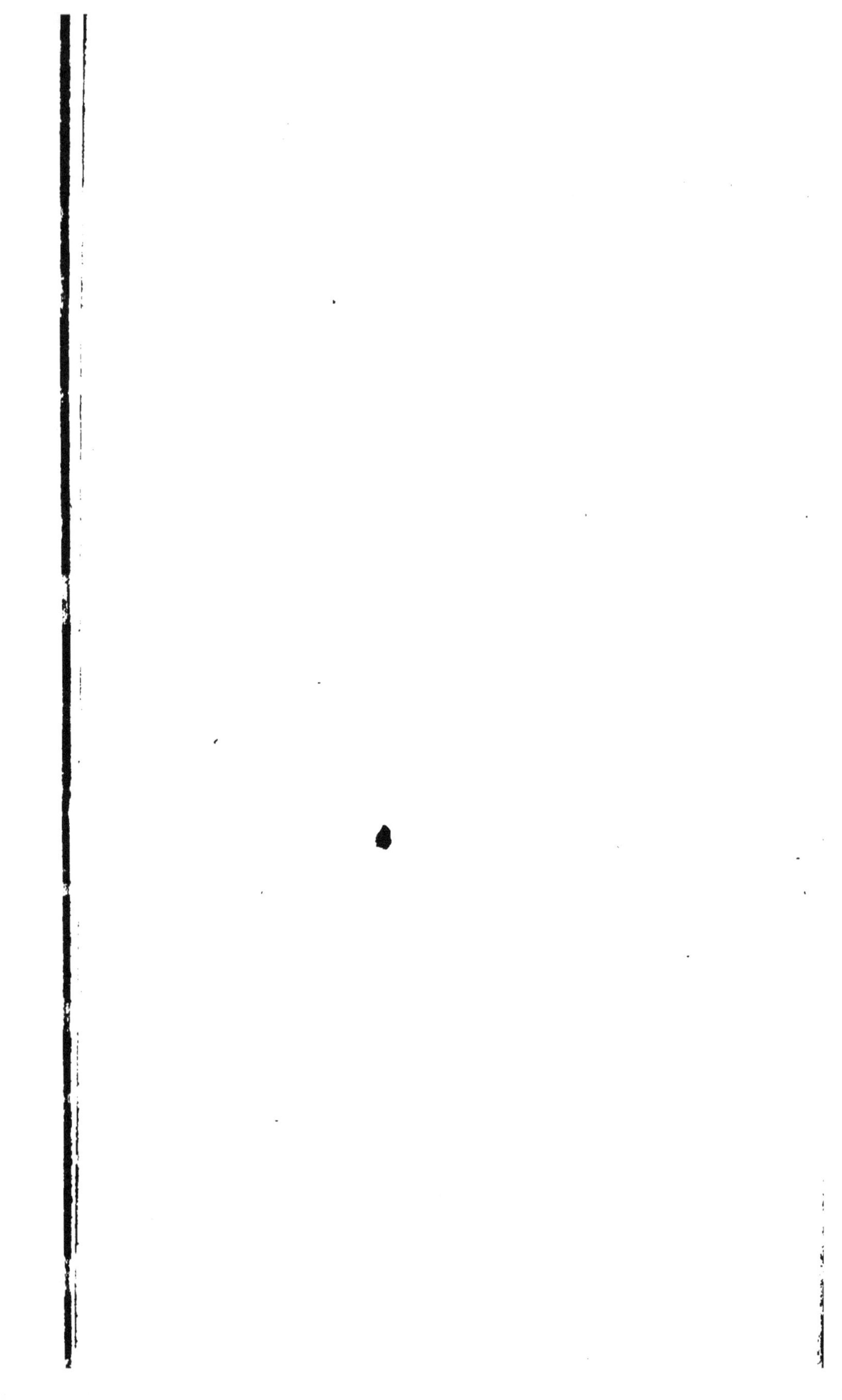

ADDITION

A LA Iere ÉDITION

DU REMEDE

DE M. DARAN,

Contre les Rétentions d'urine causées par les embarras de l'Urèthre.

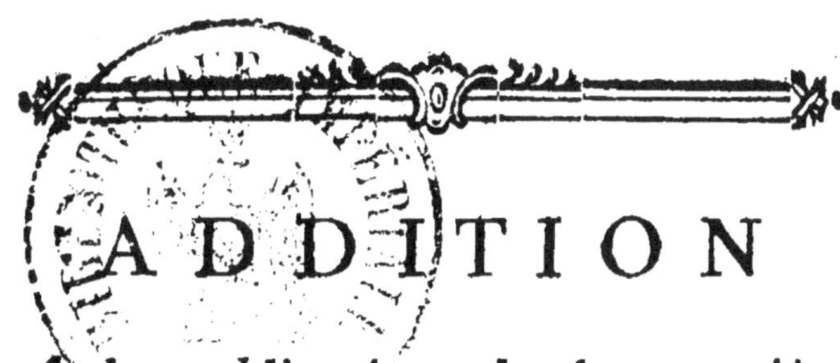

ADDITION

A la publication de la première Edition de mon Remède contre les Rétentions d'urine caufées par les embarras de l'Urèthre.

L'EMPRESSEMENT que j'avois de publier mon remède pour la cure des maladies de l'urèthre, me fit oublier d'y ajouter la découverte d'un trocar courbe, publié en 1751, chez d'Houry, Libraire à Paris, par le Frere Cofme, auteur du lithotome caché, pour faire la ponction à la veſſie par l'hypogaſtre.

J'ai été témoin & aidé ce Frère dans pluſieurs cas où les Malades auroient infailliblement péri ſans cette reſſource, ſuivie & accompagnée de mes bougies.

Le premier auquel j'aſſiſtai fut ſur le Père Théophile, ancien Religieux de la Charité de Paris, âgé de quatre-vingt-quatre ans. Pendant que la canule étoit fixée à l'hypogaftre, je lui rétablis fon canal par mes bougies.

Le fecond étoit de la haute Bourgeoifie de Paris, âgé de foixante-dix ans, & fort replet, dont un farcocèle gros comme deux poings adultes dévioit l'urèthre, qui s'oppofoit au paffage de la fonde ; moyennant mes bougies la fonde paffa au quatrième jour, & la canule du trocar fut retirée auffi-tôt : ce moyen lui prolongea la vie de plufieurs jours ; mais il périt par une autre maladie dont il étoit attaqué, la rétention d'urine n'y eut aucune part ; il auroit furvécu long-tems enfuite, s'il n'eût été queftion que de cet accident.

Le Frere Cofme, quelque temps après, fut appelé à Saint-Denis en France, pour le Garde-magafin d'une caferne établie dans cette ville, où logeoit alors le Régiment de Paris ; le canal de l'urèthre de ce Malade étoit fi obftrué, qu'aucune fonde ni bougie ne pouvoient y entrer. Il lui fit la ponction : la canule féjourna deux mois confécutifs, après lefquels l'urine fe repréfenta d'elle-même par le canal, dont mes bougies enfuite dissipèrent totalement les obstacles ; & ce Malade fut parfaitement guéri. J'en pourrois citer beaucoup d'autres qui ont reçu les mêmes avantages, tant à Paris qu'à Versailles, & à la ville de Tours, par des Chirurgiens qui avoient acheté les ouvrages du Frère Cosme.

Je me bornerai ici pour tout détail au rapport d'un, dont l'exemple est unique par les circonstances aggravantes qui l'accompagnoient ; je le nommerai, parce qu'il n'en fait pas mystère, afin que ceux qui en douteroient, pussent le voir pour la certitude de ce fait. M. Lacroix, Musicien de profession, logé au coin du cul-de-sac de l'Oratoire, rue Saint-Honoré à Paris, âgé alors de trente ans, fort & vigoureux, avoit fait une chûte sur son périnée il y avoit douze ans. Cet accident très-violent d'abord, lui causa de temps à autres, depuis sa guérison, quelques difficultés d'uriner. La dernière qu'il éprouva fut si violente, qu'il fut quarante-huit heures sans rendre des urines, malgré un ténesme qui ne lui laissoit que des momens sans se répéter. Des efforts violens & redoublés qu'il faisoit, lui firent rendre du sang à diverses reprises par l'urèthre, & même par l'anus, sans mélange d'urine, & sans qu'il fût possible d'introduire ni sonde ni bougie par le canal. Pendant cet état, presque toujours convulsif, il consulta plusieurs gens de l'Art, Médecins & Chirurgiens de réputation, qui lui administrèrent inutilement tous les secours dont ils avoient connoissance. Je fus appelé à titre de dernière ressource; je trouvai le canal crispé, & tellement bouché, qu'il me fut impossible d'y pénétrer. Je fis appeler le Frère Cosme, lequel se décida aussitôt à lui faire la ponction à l'hypogastre : il en sortit dans l'instant une cuvette de plusieurs pintes d'un fluide aussi rouge que du sang, ce que lui & moi n'avions point encore rencontré dans aucun de ceux qui avoient déja éprouvé les mêmes accidens de rétention & de ponction ; ce qui fut attribué à la violence des ténesmes excessifs qu'il éprouvoit. Ce Malade fut soulagé dans le même temps, & l'urine se décolora du mélange du sang en moins de quatre à cinq jours.

Je profitai de ce relâche pour franchir le canal avec mes bougies ; mais ce ne fut qu'environ cinq ou six femaines après que j'y réuffis totalement. La canule du trocar demeura toujours en place pendant ce long efpace de temps ; il fortit par cet inftrument des lambeaux membraneux , qui avoient l'air d'une exfoliation de la membrane interne de la veffie ; la quantité qu'il en fortit à différentes reprifes , furpaffoit le volume de ce qu'auroit pu fournir la deftruction du corps de la plus vafte veffie humaine ; ce qui donna lieu d'affurer à ce Malade , lorfqu'il fut totalement guéri , qu'il avoit une veffie toute neuve ; enfin , le canal ayant été totalement franchi , recevoit les plus groffes bougies. Le fujet fe trouva quitte de tout , & jouit , depuis trois ou quatre ans que ce fait eft arrivé , de la plus brillante fanté : il auroit péri infailliblement , fans le fecours de ce trocar & de mes bougies.

Manière de faire cette Ponction.

Auffi-tôt que dans une rétention

d'urine on a employé tous les moyens
que l'art a fournis jufqu'à ce jour, tant
par l'intérieur que par l'extérieur; &
que l'on voit ou qu'on fent par le fait que
la veffie eft tendue & bombée comme
une bouteille renverfée, qui fait boffe
dans le centre de la région qui comprend l'efpace entre le pubis & l'ombilic, on fe décide alors à plonger le
trocar au centre de la ligne blanche,
à un bon pouce ou quinze lignes au-
deffus, & loin de la crête de la fym-
phife des os pubis. On fent d'abord
une forte de réfiftance au paffage de
la ligne blanche; mais auffi-tôt qu'elle
eft franchie, l'urine fe montre au manche de l'inftrument, dont la concavité de la courbure doit être toujours
dirigée du côté du pubis : dès cet inf-
tant auquel l'urine paroît, il faut retirer le manche de la canule, fur le
bout de laquelle on porte le bout du
doigt, pour empêcher que la veffie
ne fe vuide avant qu'on n'ait pouffé
cette canule jufqu'au col intérieur,
ou golfe de la veffie. On la fixera
après la fortie totale de l'urine, afin
que la retraite du corps de la veffie
fur le dos de cette canule, ne faffe pas

tourner fa courbure en arrière. Dans le même moment que la veffie eft vuidée, on applique la plaque aux oreilles de la canule, dont les deux bouts regardent, l'un le pubis, l'autre l'ombilic; on affujettit cette plaque avec une bande circulaire fendue par un bout, afin de l'embraffer par fes deux boucles, pour l'empêcher de tourner; tout le refte s'indique de foi-même. Il faut obferver qu'il devient utile de paffer une corde à boyau par cette canule, une fois ou plus chaque jour, afin de déranger les glaires qui pourroient s'y fixer, & empêcher les urines de paffer.

Il eft bon d'ajouter ici que, malgré les craintes que prefque tous les Auteurs ont voulu infpirer contre des infiltrations urinaires dans le tiffu cellulaire, dans le cas de cette forte de ponction, je puis affurer qu'il n'en eft arrivé aucune dans un très-grand nombre qui font venus à ma connoiffance; & il y a peu de grands Praticiens qui n'aient vu périr plufieurs Malades, foit par cette crainte de faire la ponction à l'hypogaftre, ou pour lui avoir préféré celle du périnée, qui ajoute toujours une maladie de plus à celle qu'on se propose de détruire ; au lieu que par-dessus le pubis, on détourne une rivière pour réparer son cours naturel

Je me trouve obligé, pour le bien de l'humanité, de rendre hommage ici aux découvertes qui en peuvent conserver l'individu. L'art doit ce trocar, & le lithotome caché, au respectable Frère Cosme ; mais en outre il lui doit de plus la manière nouvelle de tirer la pierre par le haut appareil, dans les deux sexes, sans le secours d'aucun fluide pour dilater la vessie. Il a publié cette méthode en 1779, chez d'Houry, Libraire à Paris, où tous ses Ouvrages sur cette matière se trouvent. Le Frère Cosme donne pour preuve de la bonté de ce dernier Ouvrage de taille par le haut appareil, quarante-six observations dans le féminin, depuis l'âge de deux ans & demi jusqu'à celui de soixante-douze ; il en donne aussi dans le masculin, trente-six de différens âges. Cette méthode devient très-intéressante contre l'incontinence d'urine qui succédoit presque toujours à l'opération ordinaire dans le sexe féminin.

ARTICLE PREMIER.

*Du Trocar courbe pour la ponction
de la veſſie par l'hypogaſtre.*

LA figure première repréſente un
grand trocar courbe (1), revêtu de
ſa canule; A, le manche de bois taillé
à pans, pour la tenir ferme en opé-
rant; B, la canule d'argent qui renferme la tige du trocar; C, l'extrémité triangulaire de la tige hors de
la canule, & terminée par trois fa-
cettes pyramidales & tranchantes, qui
conſtituent ſpécialement le poinçon ou
trocar; D, le pavillon ou la plaque
qui termine la canule poſtérieurement,
ayant de chaque côté, latéralement
à la courbure de la canule, une ex-
panſion ou eſpèce d'oreilles percées,
pour y paſſer de petits rubans de fil,
afin de retenir la canule en place après
l'opération, quand le trocar en eſt
retiré; E, petit trou rond pratiqué

____

(1) Il en faut de moins grands, relati-
vement à la grandeur & à la groſſeur des Malades.

fur l'extrémité antérieure, & du côté convexe de la canule.

La figure II repréfente le trocar dépouillé de fa canule ; fur la convexité de la tige règne une petite rainure tout le long, depuis la bafe. de la pyramide A (vis-à-vis le trou correfpondant de la canule E, figure première) jufques dans l'épaiffeur de la virole du manche B, échancré à cet effet ; & c'eft par cette échancrure correfpondante, par la rainure de la tige du trocar, jufqu'au petit trou latéral de la canule, que fourd l'eau, pour avertir l'Opérateur de retirer le poinçon, dès que la canule a pénétré dans le réfervoir.

ARTICLE II.

De la Platine pour fixer la canule du trocar dans la veffie, après la ponction de l'hypogaftre.

LES figures III & IV repréfentent une efpèce de platine d'argent, applicable au pavillon de la canule du trocar, pour la contenir en place

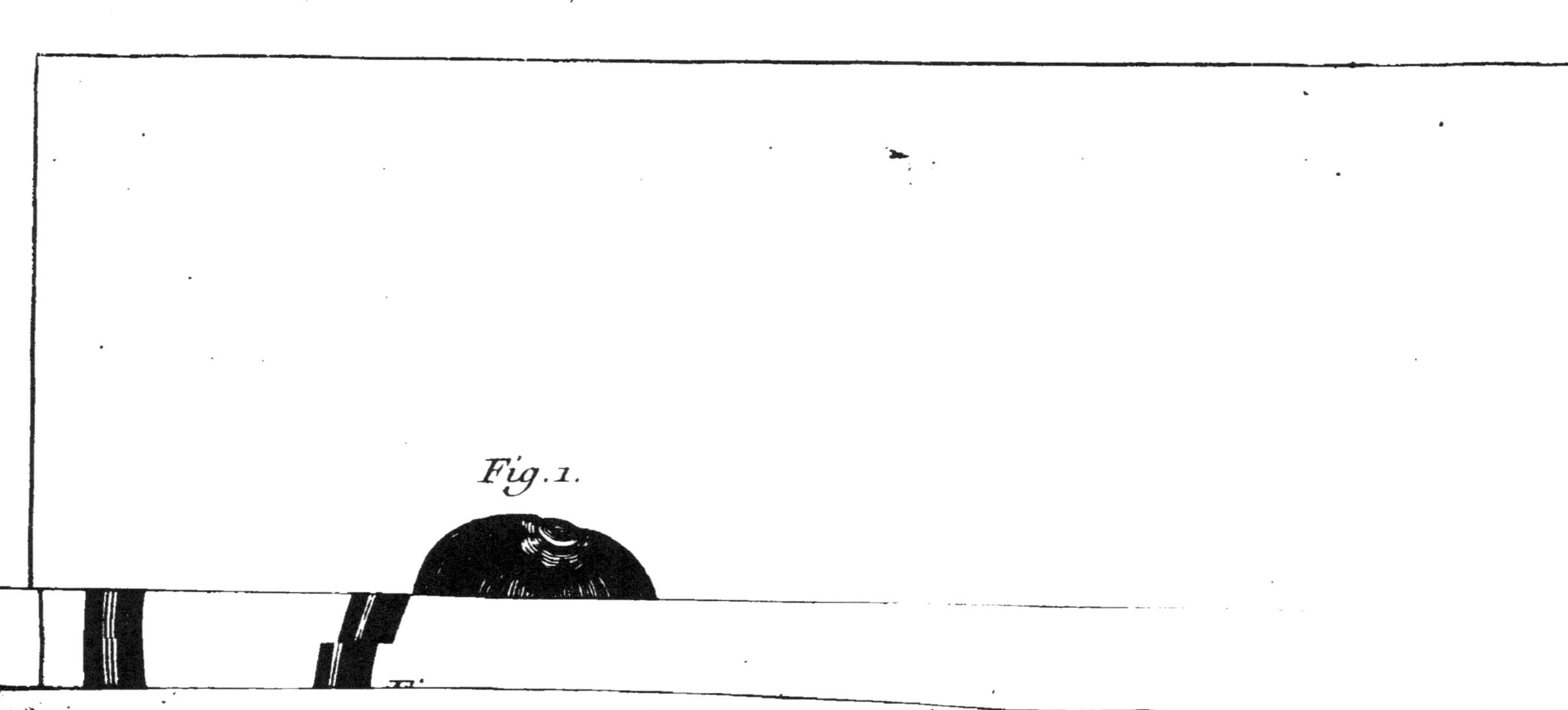

Fig.1.

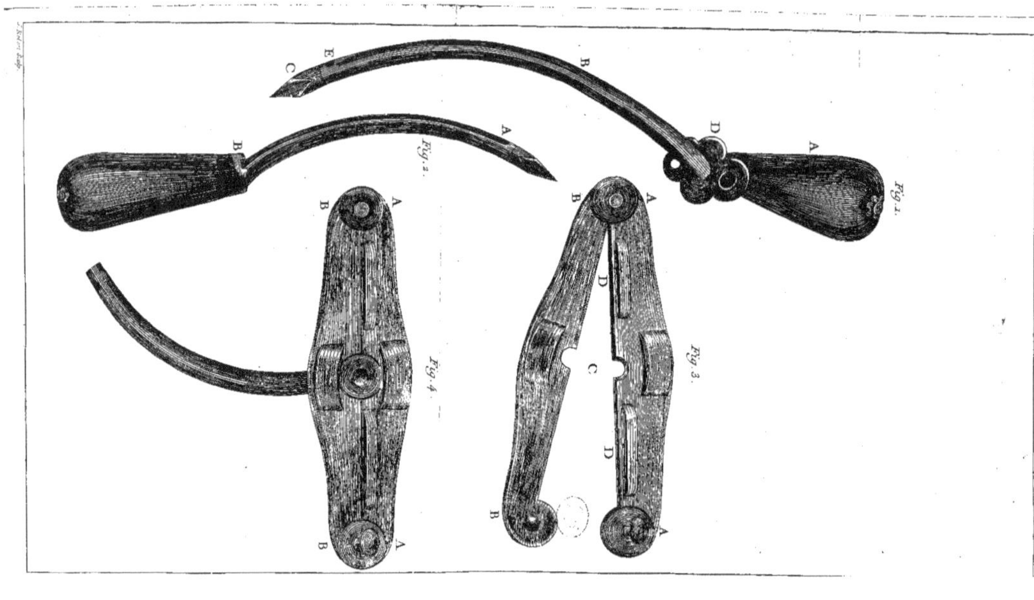

Fig. 1.
Fig. 2.
Fig. 3.
Fig. 4.
A
B
C
D
E

après la ponction de la veſſie par l'hypogaſtre.

Cette platine eſt compoſée de deux
plaques jumelles minces, dont l'une,
qu'on peut appeler la pièce femelle,
eſt terminée à chaque extrémité par
deux charnons plats & ronds AA, qui
laiſſent entre eux un petit interſtice,
pour recevoir les extrémités de la
plaque mâle, terminée chacune par
un ſeul charnon conforme à ces in-
terſtices.

Ces deux plaques jumelles ſont
jointes enſemble par un axe rivé, qui
traverſe les trois charnons, & conſti-
tue conjointement une charnière plate
à l'autre extrémité de la platine oppoſée à la charnière. Le charnon de
la pièce mâle s'engage de même entre
les deux charnons de la pièce femelle;
mais il n'y eſt fixé que par une vis
de preſſion, établie ſur le charnon ſu-
périeur de la plaque femelle. Le charnon qui porte la vis de preſſion eſt
un peu convexe, pour donner plus de
profondeur au trou qui doit être ta-
raudé; & le charnon de la pièce mâle
doit avoir dans ſon milieu une légère
dépreſſion, correſpondante à l'extré-

mité de cette vis ; par cette conſtruc-
tion la platine peut s'ouvrir & ſe fer-
mer à peu près comme un pied-de-roi.

Les deux plaques jumelles de la
platine ſont échancrées en petit croiſ-
ſant, dans le milieu de leur longueur
intérieurement, vis-à-vis l'une de
l'autre C, (figure III) pour former
conjointement par leur réunion, quand
la platine eſt fermée, un trou rond
pour enfermer la canule du trocar.

Derrière & vis-à-vis chaque échancrure, eſt élevée ſur chaque plaque
une eſpèce de pont plat, dont les ouvertures, en forme de mortaiſe, ſont
deſtinées à recevoir les deux oreilles,
une de chaque côté du pavillon de
la canule, pour que cette canule ne
puiſſe pas vaciller ni tourner, & que
la courbure ne puiſſe changer d'aſpect
dans la veſſie.

Sur la plaque femelle s'élevent deux
crampons le long du bord intérieur
DD, (figure III) formant de chaque
côté de l'échancrure une boucle, pour
y paſſer des rubans de fil, & attacher la platine au corps du Malade.
Il faut obſerver que cette plaque, la
plaque femelle, eſt en conséquence

un peu plus large que la plaque mâle,
pour que ces boucles correspondent
au milieu de la platine ; &, par la
même raison, que l'échancrure de
cette plaque ·est plus profonde, &
forme environ les deux tiers du trou
commun entre les deux plaques jumelles, pour le passage de la canule
par le milieu de la platine.

ARTICLE III.

Application de la platine à la canule du trocar.

La ponction étant faite, le trocar
retiré, & la canule demeurée dans la
vessie, la concavité de sa courbure
vers le pubis ; alors l'Opérateur applique la platine ouverte, comme
dans la figure III, à plat sur l'hypogastre, la charnière du côté du pubis,
& de manière que le pavillon de la
canule se trouve dans le milieu de
l'ouverture de l'angle que forment
alors entre elles les deux plaques de
la platine ; ensuite l'Opérateur ferme
la platine comme dans la figure IV,
en engageant en même temps les

oreilles du pavillon de la canule dans les mortaifes deftinées à les recevoir; & le collet de la canule fe trouve en même temps faifi par les deux échancrures, qui forment par leur réunion le trou, comme aux deux plaques jumelles qui compofent la platine; & en ferrant la vis de preffion, la platine fe trouve folidement appliquée à la canule du trocar.

Il ne s'agit plus que de fixer cette platine, déja retenue par la canule fur l'hypogaftre, en paffant, comme il a déja été dit, des rubans de fil par ces boucles, & autour du corps du Malade, en les ferrant médiocrement, & les arrêtant par des nœuds à rofette.

F I N.

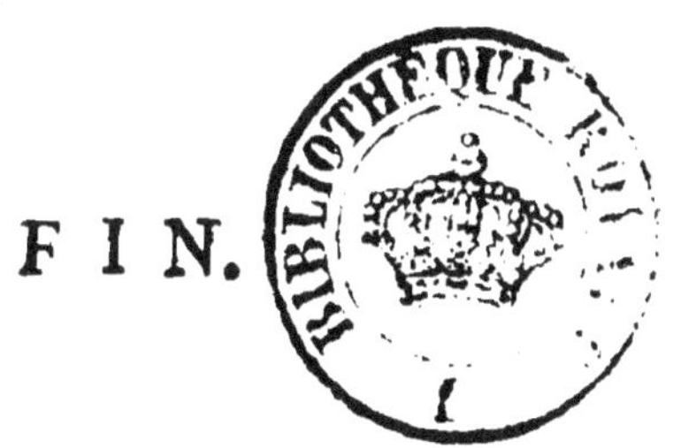